ÉRIC LAUDIÈRE

# LA CONSTELLATION FAMILIALE EST UN JE

*Constellations familiales*
*Psychogénéalogie*
*Tarot*

***Constellations inspirées de l'enseignement d'Alexandro Jodorowsky***

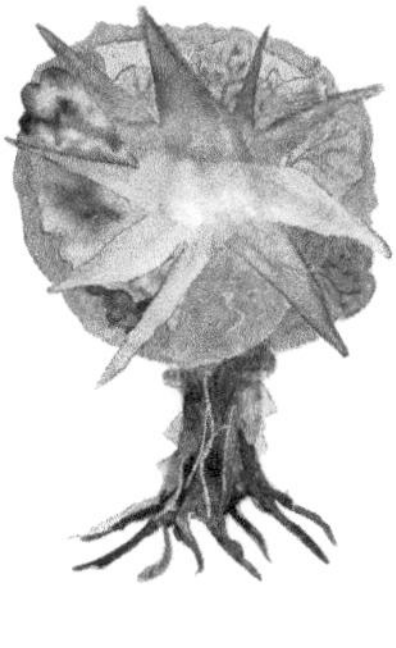

Editions Quintessence

**Éric Laudière**

*Avec mes remerciements et toute ma gratitude*
*pour la participation active de :*

Marie-Annick Allard-Kerger,
Maryline Brossard-Viard,
Christine Gadeyne-Bastianelli,
Pascale Damon-Albiol,

*sans lesquelles ce livre ne serait pas ce qu'il est.*
*Leur participation à cette aventure en a fait toute la saveur.*

*Illustrations (couverture et intérieur) de Marilyne Brossard-Viard*

Site internet de l'auteur : **www.constellations-familiales.be**


Groupe éditorial PIKTOS - 355 rue de la Montagne Noire - 31750 Escalquens
Tél. (+33) 05 61 00 09 86 - contact@piktos.fr
www.editions-quintessence.eu

ISBN 978-2-913281-75-2

# PRÉFACE

Qui n'a jamais joué au jeu des 7 familles, où il s'agissait pour gagner de reconstituer une famille de façon complète ?

*« Dans la famille (mettre votre nom) je demande le... (écrire ce qui vous vient à l'esprit). »*

Aujourd'hui, la famille des écrivains thérapeutes vient de se compléter d'un homme étonnant : Éric Laudière. Il est à lui seul un jeu entier et à travers ce livre vous en révèle le secret : le thérapeute abouti est celui dans lequel agissent de concert cerveau droit et cerveau gauche.

Le thérapeute cerveau gauche est un intellectuel qui veut tout comprendre en se méfiant des émotions, il veut tout contrôler. Le thérapeute cerveau droit est un artiste sensible, ouvert à toutes les émotions, aspirations, créations, ne construisant rien de stable car tout est en évolution, il est au service de l'intuition. Les premiers ont leur utilité et leurs limites, les seconds ont leurs charmes et leurs blocages.

En lisant ce livre, j'ai la confiante impression, la douce certitude que ces deux cerveaux, droit et gauche, ont fait alliance en Éric.

Et c'est un livre rare pour d'autres raisons, car je lis chez cet homme d'autre mariages : celui du théoricien et du praticien, celui du fils à l'écoute des maîtres qui l'ont précédé, et du père qui a le talent d'innover, d'ouvrir de nouveaux chemins de thérapie et des modèles de compréhension.

Tous ces mariages chez un même homme sont de bon augure pour nous enseigner la science intuitive de la généalogie, et la pratique structurée de la thérapie.

1. Vous allez **apprendre** les fondements de différentes approches (constellations, tarot, énergétique, étapes de l'enfance...) de façon succincte mais suffisante pour pratiquer. Car, c'est là l'âme et la cible de ce livre, de la thérapie, de notre vie : expérimenter. « Comprendre pour vivre, et non vivre pour comprendre. »

2. Vous allez **comprendre** comment fonctionne une famille, une séance de thérapie, par de nombreux exemples.
3. Vous allez **ressentir** l'impact des constellations en vous identifiant à telle ou telle personne d'une séance de thérapie relatée.
4. Vous allez **pratiquer** les nouveaux protocoles inventés par Éric afin de découvrir ce qui sommeille en vous de beau, de puissant, de tourmenté puis de guérissant.

Ce livre est un jeu, car la vie est jeu ou l'on joue à être sérieux, oubliant parfois que c'était pour rire. Alors, si vous jouez, vous ici, au football avec les règles de la balle au prisonnier, si vous jouez à la *Playstation* avec les règles de la marelle, n'hésitez plus : changez, faites vos mises à jour et découvrez les nouvelles règles du jeu de la vie.

Nous avons maintenant un maître du jeu en Éric et un mode d'emploi du je : ce livre.

**Christian Flèche**

---

***Savez-vous que mes ancêtres mexicains, les Mayas, se saluaient avec les deux paumes de main face à face ? L'un disait « Inlakech » (je suis un autre toi), l'autre répondait « Alakin » (tu es un autre moi). Puis ils croisaient les bras sur la poitrine, ce qui signifie encore « le temps n'existe pas ». Ainsi, à chaque salutation, à chaque rencontre, ils réaffirmaient ces quelques vérités profondes qu'enseignent toutes les traditions ésotériques du monde...***

***Ce sont exactement ces mêmes vérités qui sont expérimentées dans les constellations familiales organisées par Éric Laudière.***

***Car je connais Éric et je sais qu'il sait au moins une chose : C'est que « nous ne sommes qu'un seul cœur » !***

**Ea Orgọ (Chaman du centre du Mexique)**

Ce texte est une aventure collective.

C'est une partition à plusieurs mains,
une coopération, une co-écriture à cinq :
un thérapeute et quatre participants.

Bien qu'écrit à la base par le thérapeute pour relater son expérience, ce choix de co-écriture a été fait avec la force d'une évidence, pour que ce livre soit écrit à l'image des constellations, une écriture collective, une sorte de jeu de miroir, de complémentarité, de résonance. Vous trouverez, parsemées dans le texte, *en italique*, les impressions à chaud des quatre participants.

Il n'y aura, d'autre part, aucun effort particulier de rationalisation et de validation scientifique : c'est de l'empirique totalement assumé, le fruit de quinze ans de constellations familiales, en stages et en pratique quotidienne, longue suite de tâtonnements et de découvertes sur un chemin éclairé tout le long par l'enseignement d'Alexandro Jodorowsky.

Tout a commencé quand, après avoir été formé par Alexandro Jodorowsky[1], je pratiquais au cours de mes stages, des sortes de « constellations » (sans rien savoir de leur réel inventeur qui est Bert Hellinger[2], ni de son école et de ses formations... ni même, à l'époque, savoir que cela s'appelait une constellation, j'appelais cela « jouer la famille » comme les jeux de rôles de Moreno[3]...). Cette façon de travailler les constellations, tout en puisant dans un fond commun et aboutissant aux mêmes résultats, comporte donc quelques petites différences avec la façon Bert Hellinger qui est la « façon officielle ». Différences dues justement à cet « isolement » à l'époque où j'ai travaillé « dans mon coin » de manière plutôt empirique et approximative.

Pour le lecteur qui veut découvrir l'univers des constellations, cela ne changera pas grand chose, il pourra avancer dans sa décou-

1. Voir bibliographie.
2. *Idem.*
3. *Idem.*

verte. L'esprit à la base étant identique, même si la forme peut être différente. Il vous suffira de savoir que les différences les plus intéressantes entre ces deux « façons » sont à mon avis :

- l'orientation du travail sur la mémoire cellulaire, c'est-à-dire de considérer les constellations plus comme un travail sur le corps que comme un travail de prise de conscience ;
- l'utilisation de l'univers symbolique du Tarot de Marseille ;
- enfin et surtout, le soin poussé à faire travailler les participants **autant** que la personne qui « constelle ».

***Voici donc quelques contes d'étoiles et contes de fées...***

# Photo de famille...

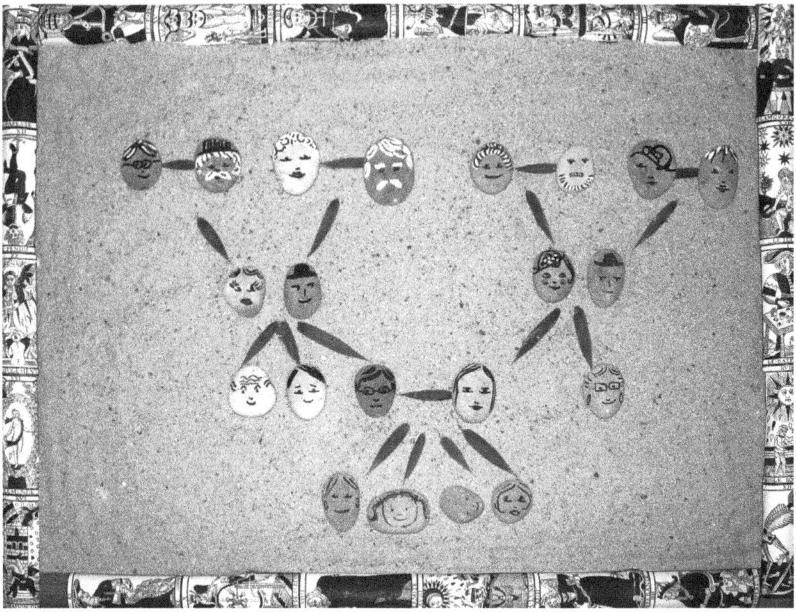

Représentation d'un arbre généalogique

*Ceci est une apologie du jeu. Vous y trouverez un jeu qui marie Constellation familiale, psychogénéalogie et tarot de Marseille.*

*Ce livre est à la fois un jeu de cartes et un terrain de jeu. Un jeu pour passer de l'autre côté du miroir, comme tous les jeux de hasard et de magie.*

## Chapitre I

# LA PSYCHOGÉNÉALOGIE EST UN CONTE DE FAITS

*Vivre c'est être pris*
*à l'intérieur d'un conte de fée*
Christian Bobin

## Psychogénéalogie et constellation sont un jeu

Rien ni personne n'existe sans être partie prenante d'un système, grand ou petit.

Ce livre traite des liens les plus puissants auxquels l'être humain est lié : à savoir ceux de la famille ; peu de personnes sont conscientes de la force du **système familial** et à quel point ces liens inconscients sont déterminants pour leur destinée.

Tout système vivant est en perpétuel mouvement. La notion d'équilibre n'a rien de statique, c'est un perpétuel réajustement. *L'équilibre d'un système vivant est une danse.* Cette danse est plus que la somme de ses éléments, c'est l'énergie propre de ce système, qu'on appellera son « **champ** »[1].

1. « L'énergie de l'univers trouve sa source dans le corps, et est générée sous forme de champs entre les corps. » Morris Berman.

Dans le système corporel, si la cheville souffre, il se peut que je soulève l'épaule opposée pour la soulager quand je marche. Cette épaule est hypertendue, mais le problème ne dépend pas d'elle, elle cherche seulement à équilibrer le système. De la même manière, il se peut que dans le système familial je joue le rôle de l'épaule crispée alors qu'un autre membre de la famille joue celui de la cheville qui souffre. Les différents éléments du puzzle familial sont déterminés par leur ordre d'apparition dans le système, la date de naissance les différenciant les uns des autres et créant un ordre naturel. Les compensations peuvent se jouer dans le système à travers le temps : « l'épaule » peut se crisper des générations après que la « cheville » ait commencé à souffrir.

L'objet de la psychogénéalogie est l'étude de ce **système familial**...

L'objet de la constellation familiale est de se plonger concrètement et d'agir **dans** le « champ » créé par ce système.

On travaille classiquement en psychogénéalogie de manière rigoureuse : les dates, les lieux, des renseignements jusqu'à la $n^{ième}$ génération. C'est une manière de travailler très intéressante, mais je préfère toujours insister sur la grande richesse de plus en plus souvent oubliée derrière cette théorie : la psychogénéalogie nous permet d'aborder quelque chose de *magique*, le jeu des liens et des correspondances, la *synchronicité*.

La psychogénéalogie nous ouvre à la dimension **ludique** de l'inconscient (et de l'Univers ? ) ...

Le foisonnement de ce que nous raconte notre arbre généalogique ressemble bien à une farce immense, une farce cosmique. Quand vous découvrez à quel point il joue avec ce que nous donnons comme sens à nos vies, à l'aide de jeux de mots, jeux de maux, jeux de situations, de rencontres, comment il fait feu de tous bois et pose des petits cailloux blancs chargés de sens le long de notre chemin, d'abord impressionné, vous rentrez ensuite dans une autre façon de voir votre vie, comme le bateleur vous voulez jouer et jongler avec ces richesses... **Comme un Jeu**... Le jeu tragi-comique de la vie.

Comme le disait un vieux pêcheur marocain apparemment ballotté par la misère :

— La vie est une farce, peut-être,
**mais j'ADORE les farces !**

# QU'EST-CE QUE LA PSYCHOGÉNÉALOGIE ?

La psychogénéalogie est le rapport qui existe entre le psychologique et la généalogie.

Autrement dit, c'est comprendre comment notre arbre généalogique structure notre psychisme.

Est-ce possible et comment est-ce possible ? Comment pouvons-nous être influencés par de lointains aïeuls ?

Et si nous commencions par « un début » ?

## LA THÉRAPIE SYSTÉMIQUE

Il était une fois un centre hospitalier psychiatrique dans le centre de la France. En y soignant des enfants psychotiques, les soignants s'aperçoivent que pour un enfant « guéri » et renvoyé dans sa famille, au bout d'un certain laps de temps un autre enfant de la même famille arrive au centre pour se faire soigner à son tour. Comme s'il s'agissait d'un 400 mètres relais...

La thérapie systémique considère la famille comme un système dans lequel personne n'est réellement isolé ni indépendant, mais où chacun joue un rôle par rapport à l'ensemble. Chacun est inconsciemment au service de ce système, de sa survie, comme une entité qui aurait un but et des raisons que ses parties n'ont pas et qu'elles vont cependant servir. Dans ce système, un individu peut avoir un rôle de fusible, un autre celui de voyant rouge et les rôles peuvent être exceptionnellement interchangeables. En effet, quand une personne change, elle quitte son poste et toutes les autres parties du système sont obligées de s'adapter pour garder la même cohérence à celui-ci.

*Comme dans la famille Lenteur*[2]*... Un enfant naît : C'est un garçon ! Il meurt à un mois. Pour ses parents, la douleur est insupportable, le deuil de ce garçon est impossible... Un autre enfant naît : C'est une fille ! Toute sa vie, elle va tenter de « consoler » ses parents en jouant le rôle de ce garçon manquant... Un garçon manqué ! Sa place dans le système est celle d'une pièce*

2. Pour tous les cas cités dans ce livre, les noms ont été changés en leurs équivalents symboliques, ce qui pourrait laisser croire que je travaille dans une réserve indienne...

*de rechange. Peut-être même le symbolisera-t-elle à travers ses hobbies, son métier (comme de travailler en intérim).*

La psychogénéalogie va un peu plus loin, en incorporant le temps et ses cycles. Le système s'agrandit donc avec la dimension temporelle.

## Le transgénérationnel

Des thérapeutes ont commencé par étudier les cas d'enfants qui faisaient des cauchemars de guerre et de violences que seuls leurs grands-parents avaient pu vivre. Ces cauchemars retraçaient effectivement l'expérience de ces aïeux, même si ceux-ci s'étaient bien gardés d'en parler.

Depuis, la notion de transmission transgénérationnelle s'est affinée. Ces premières interrogations sont aujourd'hui dépassées par d'autres, comme : comment un suicide peut provoquer un avortement cinq générations plus tard, ou comment une séparation amoureuse peut influencer la date et les circonstances du mariage des arrière-petits-enfants ?

*Est-ce un hasard si « Huron » décide d'abandonner la scolarité et de tout quitter ?*

*Ses parents viennent me voir parce que Huron va mal : il a dix-sept ans, voit sa vie comme un immense échec, décide brusquement de tout quitter, d'abandonner sa scolarité juste avant des examens décisifs.*

*En parlant avec lui, nous convenons qu'il s'agit d'une difficulté à se situer par rapport à l'image de son beau-père.*

*Enfant, il n'a pratiquement pas connu son père, qu'il a revu plus tard une ou deux fois et avec lequel « apparemment » cela ne passe pas.*

*Donc à moi de remonter le temps, d'image du père en image du père, de beau-père en père, et première surprise, quelque chose que Huron ne pouvait pas savoir, quelque chose qui n'avait jamais été dit : son père biologique a fait exactement la même chose, au même âge, dans les mêmes conditions, avec les mêmes mots.*

Par où passe donc ce genre d'information ?

S'agit-il d'une information construite quelque part dans la mémoire… ou plutôt d'une injonction qui traverse le temps ?

## Le décor qui fait émerger l'émotion

Si je reçois un choc violent, traumatisant, dans une pièce bleue avec de toutes petites fenêtres, en présence d'un homme petit et barbu. Cette émotion me déborde car, pour une raison ou pour une autre, c'est trop gros à digérer pour moi, je ne peux ni la transformer, ni l'évacuer. L'émotion dépasse mes capacités de « tamponner », d'autant plus si je suis jeune et encore mal armé psychiquement. « Pièce bleue », « petites fenêtres », « homme petit », « barbu », sont, parmi les milliers d'informations sensorielles, celles que l'inconscient a choisi d'associer à ce moment. C'est le «décor » du traumatisme. Inscrites, ces informations forment le « souvenir ». Plus tard, le simple fait d'imaginer ou de voir une pièce bleue, et/ou des petites fenêtres, et/ou un homme petit et/ou barbu, va forcément faire émerger ce qui y est associé c'est à dire le traumatisme, avec plus ou moins de force selon la quantité d'informations simultanées qui peuvent recréer le puzzle du « souvenir ». Et si, pour des raisons évidentes, l'inconscient a décidé de refouler ce souvenir désagréable, alors tout mon corps va réagir en présence de ces informations de manière à bloquer l'émergence du souvenir. Les manières d'y arriver sont multiples : omissions, changement de sujet, bégaiement, fatigues, démangeaisons, toux, tremblements, crispations diverses et variées... « ce sont nos résistances, nos blocages ».

Nous sommes tous des traumatisés et nous en faisons notre histoire !

## La transmission des informations

Ces blocages sont comme « un phare » ou « le nez au milieu de la figure » pour l'inconscient de votre entourage, et même si vous n'en avez jamais parlé, votre entourage affectif saura inconsciemment qu'il y a (eu[3]) un problème dans une pièce bleu avec de toutes petites fenêtres, en présence d'un homme petit et barbu, et surtout quel **type de problème**, quelle difficulté, quelle émotion a été enkystée là. Vu que rien n'a été dit ni évacué, l'information va continuer à

3. Entre parenthèses, car pour l'inconscient, le temps n'existe pas ! Comme le petit enfant qui demande combien de nuits il faut dormir avant d'être un vieillard, la notion du temps demande un apprentissage, elle n'est pas innée. Donc, un problème ancien EST un problème présent pour le petit enfant en nous qu'est l'inconscient..

circuler de proches en proches, et d'autant plus quand les rapports sont affectifs et projectifs (cas de la famille).

La douleur, la souffrance, la honte, la charge émotionnelle, se « trimbalent » comme le sang dans un corps humain, en suivant des canaux précis dans l'arbre (les « liens du sang »).

Pour un enfant, la dépendance physique et psychique à l'adulte, aux parents, le prédispose à prendre en charge, à participer à cette circulation de l'information. Par amour et par besoin – car il a besoin pour sa survie d'un environnement sain – l'enfant va participer activement (par son caractère, ses actes, parfois en somatisant) à soulager les blocages et les traumatismes dont il est inconsciemment informé.

Toutes les stratégies sont possibles pour cette recherche de solutions qui concerne tout l'arbre...

D'autre part, dans le ventre maternel, et même à la naissance, l'enfant ne se différencie pas tout de suite de la mère, il fait un avec elle, il est comme une éponge imbibée du ressenti de sa mère. Ceci forme la couche la plus profonde (archaïque) de la psyché, celle qui se met en relation par **empathie**.

Un enfant qui reçoit des informations sur un traumatisme du parent va se construire en assimilant et en intégrant ces informations profondément dans son corps, dans sa psyché ; elles font partie de sa propre mémoire : elles deviennent siennes !

Plus tard, la personne perçoit des ressentis, des émotions, mais ne peut faire le lien avec sa vie propre... Et pour cause !

Ce sont les fameuses « valises» ou prédictions que nous portons à notre insu et qui vont fortement influencer notre vie, nos choix, nos destinées, toujours dans le désir profond de servir ou de réparer l'arbre, *notre* arbre.

*Le traumatisme psychique agit à la manière d'un corps étranger, en nous et dans l'arbre généalogique, comme une « valise ».*

*Pouvez-vous vous imaginer à l'aéroport ? Le vol A210 est arrivé. Vous devez récupérer vos valises. Chacun les siennes bien sûr ! Il y en a qui ont les mêmes ou qui se ressemblent : elles sont souvent grises, noires, foncées, ternes quoi ! Mais regardez bien ! Il y en a aussi « en couleurs » parfumées et légères et d'autres qui ne demandent qu'à se transformer en bouquet de fleurs... En papillons ! En tout cas, voyagez léger !*

## Le jeu et le hasard

Nous considérons généralement la vie comme une succession d'événements plus ou moins attendus, plus ou moins surprenants, qui construisent petit à petit ce que nous sommes. Couramment, ces événements sont appelés « hasards ».

Apparemment, l'événement nous construit, le hasard nous construit. Pourtant, l'événementiel est trompeur.

Étudier notre déterminisme par rapport aux événements qui nous sont arrivés est une vision intéressante, mais superficielle. L'événement est loin d'être tout, c'est **notre perception de l'évènement** qui va déterminer notre réaction (et ce que nous allons en faire) et ce sont nos croyances qui déterminent cette perception. Face à un événement traumatique commun, comme la guerre, il y a autant de réactions différentes que de types de croyances.

Un enfant face à un petit traumatisme de type « gifle» interprétera cet événement en fonction de ses croyances :

- c'est normal, je ne mérite pas d'être respecté, cette gifle le confirme ;
- c'est injuste, les autres sont injustes, je ne mérite pas ça vu ma grande valeur, mais le monde est définitivement inhospitalier ;
- ah, enfin, il s'intéresse à moi, à travers cette gifle je me sens attirer son attention, je suis donc assez important pour motiver de tels actes.

Malgré un consensus commun, nous sommes tous dans des « bulles » différentes, sur des îlots, un même événement sera vécu différemment par chaque individu, avec des nuances plus ou moins importantes en fonction de ses *a priori*[4].

Nous avons alors l'impression très nette que cet événement vient confirmer nos croyances : « *Je ne l'ai pas inventée cette baffe ! C'est bien la preuve tangible :*

- *que tout le monde me méprise,*
- *que le monde est injuste,*
- *qu'il s'intéresse à moi.*

4. L'autre est dans une évidence que nous ne connaissons pas, ce qui forme comme des îlots et nous communiquons d'un îlot à l'autre avec plus ou moins de difficultés tout en croyant que l'îlot de l'autre est identique au nôtre,

L'événement vient en général renforcer la croyance, la confirmer, mais ce n'est pas lui le vrai moteur.

Voilà comment, au fil du temps, nos croyances se cristallisent en s'autoconfirmant et nous font même « attirer » certains types d'événements, « vivre » certaines expériences plutôt que d'autres.

Faites l'expérience de vous croire profondément inintéressant et vous verrez assez vite les autres, recevant inconsciemment des signaux de votre part, vous trouver effectivement inintéressant, ce que vous ressentirez de manière aiguë. Vous allez en quelque sorte convaincre votre entourage. Vos croyances deviennent tangibles car acceptées par les autres, et la boucle est bouclée.

Ne vous attachez pas trop à l'événement, mais plutôt à la **croyance** qui vous a fait vivre et interpréter cet évènement de telle manière.

L'évènement est la forme, la croyance est le fond.

## Corps et croyances

*Nous avons en nous tous les outils, ce sont nos croyances qui nous empêchent de les utiliser.*

Alexandro Jodorowsky

Fait divers dans une gazette : un homme travaillant dans des abattoirs est accidentellement enfermé un soir dans une chambre froide et personne ne s'aperçoit de son absence. La température de ces chambres froides descend largement au-dessous de zéro. On le retrouve mort de froid le lendemain matin.

Jusque là rien d'étonnant sauf que, pendant la nuit, cette chambre froide-là était en panne et que cet homme est mort de froid dans un frigo qui ne fonctionnait pas. Autosuggestion intense. Voilà bien un exemple de la puissance de la croyance.

Est-ce osé d'en déduire que si une croyance peut tuer, une croyance peut sauver ?

Autre exemple : une poutre est placée au-dessus du vide, je marche dessus et je crois (et je sais) que je peux tomber. Cette croyance, sans forcément induire une perte d'équilibre, me rendra la tâche très difficile. Si je décide de croire autre chose, si je me persuade que la poutre est posée sur le sol malgré ce que je sais, alors l'équilibre est bon.

Il ne s'agit pourtant que du même geste technique dans les deux cas : placer un pied devant l'autre (de manière précise).

Une croyance peut sauver.

La croyance agit directement sur le corps.

Imaginez-vous en train de manger un bon gâteau, croyez-y ! Et la salivation arrive ! Le corps ne fait pas la différence, **pour l'inconscient tout est réel**. Après analyse du tonus musculaire, on s'aperçoit que tout mouvement imaginé, rêvé, est associé à une légère augmentation du tonus des muscles utiles à ce mouvement (ce qui a permis de créer certaines techniques de rééducation physique).

**Il n'existe pas d'imaginaire qui n'ait pas d'influence physique**, aussi faible soit-elle. Autrement dit, quoi que vous pensiez, imaginiez, cela a une influence directe et concrète sur votre corps (quel que soit le niveau : hormonal, nerveux, etc.).

Et ceci est d'autant plus vrai pour les croyances, elles agissent sur nous en profondeur.

> *« Une partie importante de notre vie - nos actions, nos émotions et nos processus de pensée - est inconsciemment déterminée par des croyances que nous avons fabriquées au cours de notre vie. Ces croyances sont bien souvent totalement inconscientes. Elles ne se manifestent dans notre vie que par leurs résultats. Lorsqu'il s'agit de croyances limitantes, les résultats peuvent être des émotions douloureuses et récurrentes, une impossibilité de faire certaines choses quand bien même nous en avons les compétences, l'obligation de se comporter d'une certaine façon même si nous aimerions parfois lâcher prise, voire même des symptômes somatiques plus ou moins importants. »*
>
> Alain Moenaert[5]

## LE JEU DES CROYANCES

Dans l'étape suivante, vous verrez que la plupart de nos croyances nous viennent de notre généalogie.

5. Voir bibliographie.

En effet, nos réflexes et nos instincts ont été inscrits en nous par nos lointains ancêtres en fonction des dangers qu'ils rencontraient pour leur survie et celle de l'espèce. Des mécanismes d'adaptation se sont automatisés au cours du temps. Ces réflexes sont alors transmis de génération en génération.

Nos croyances aussi ont été inscrites en nous de la même manière, mais dans une moindre mesure, et il n'est pas besoin de remonter aussi loin... Ce qui est en jeu est à peine moins profond que la survie de l'espèce, il s'agit de la survie psychique de l'individu et du clan, et les mécanismes d'adaptation s'installent en réponse à la souffrance émotionnelle, à la peur et au manque.

Dans les deux cas, les dangers qui menacent soit la survie de l'espèce soit la survie psychique de l'individu, sont des « évènements » à surmonter.

Et là... nous revenons à l'événement, notamment à une notion différente de l'événement, un **événement-racine** lointain, assez fort ou assez répétitif pour ne pas ou ne plus être assimilable et digeste pour le psychisme. Cet événement-racine crée alors la croyance qui elle-même va provoquer la répétition de petits événements-clones, anniversaires symboliques, comportements inadaptés. Et ceci de génération en génération, en traçant son chemin dans l'arbre généalogique de manière différente pour chacun en fonction des époques et des projections...

Ce fonctionnement est bien sûr aussi valable pour les croyances positives que pour les croyances négatives...

Et maintenant, une question :

## Aujourd'hui, que savez-vous de votre arbre généalogique ?

Le jeu de la Constellation ou le jeu de la famille commence par une première étape : celle de gratter un peu la couche superficielle de votre généalogie.

(Si vous avez déjà beaucoup « travaillé » sur votre arbre généalogique, passez directement au chapitre II – Constellations).

Sur la page blanche qui suit, ou sur une page blanche à part, laissez-vous allez simplement à dessiner votre arbre généalogique, sans utiliser de documents, avec seulement ce dont vous vous rappelez à cet instant.

Il s'agira du premier jet : ce qui est présent en vous, là, ici et maintenant. Laissez-vous guider par vos souvenirs, ce que vous « savez », ce que vous avez entendu dire : les noms, les dates (naissances, morts, événements, maladies...), les métiers, les petites anecdotes.

Il ne s'agit pas de remplir toutes les cases ; les recherches plus précises viendront plus tard ! À vos crayons !

Et, bien sûr, ne lisez pas la page suivante avant d'avoir terminé.

Faites-le comme un jeu, un test de ce que vous savez à « froid », de vos souvenirs et de vos savoirs immédiatement disponibles...

## Ça y est ?

Cette première création est pleine d'informations et de ressources. Conservez-la précieusement, telle quelle !

Vous serez peut-être tenté d'y ajouter des modifications au cours de vos recherches. Faites-les sur un autre support.

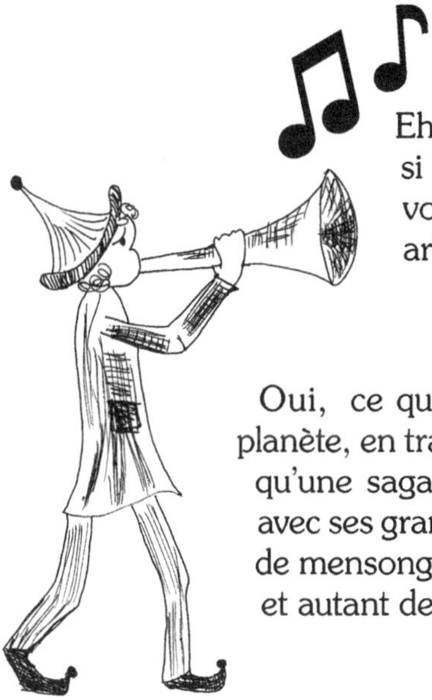

Eh oui ! Vous êtes le héros de ce jeu et si vous continuez, vous allez faire un voyage à travers l'aventure de votre arbre généalogique, système vivant.

Oui, ce qui a fait que vous soyez ici, sur cette planète, en train de lire ce livre, n'est rien de moins qu'une saga, celle de votre arbre généalogique, avec ses grandes et ses petites souffrances, son lot de mensonges, de lâchetés, de joies, de courages et autant de rebondissements.

Le fait d'appartenir au système familial est une fatalité, personne n'existe sans cette appartenance.

Une personne qui ignore, méprise ou rejette une partie de ses racines familiales se coupe d'une énergie essentielle, pour elle.

Maintenant, nous allons reprendre progressivement votre arbre généalogique étage par étage, un étage représentant une génération. Nous choisissons de travailler sur quatre étages, les arrière-grands-parents, les grands-parents, les parents et la fratrie.

### Et pourquoi quatre étages ?

C'est un choix de grille de lecture, une parmi d'autres, qui découle directement de la pratique d'Alexandro Jodorowsky.

Il serait trop long ici de parler de tout le parcours d'Alexandro Jodorowsky[6], artiste à plusieurs facettes, disons seulement qu'il a commencé à explorer l'univers symbolique à travers le Tarot de Marseille. Ce n'est pas le côté divinatoire de ce jeu qui nous intéresse, mais bien la tradition (ésotérique) qu'il représente. C'est le support d'un enseignement qui peut être utile à notre développement personnel.

Ce jeu de cartes, d'une richesse symbolique apparemment inépuisable, propose une grille de lecture du monde et de la psyché humaine, de ses phénomènes, de ses rythmes et de ses cycles. Bien sûr, cette lecture est irrationnelle, comme l'est le monde des rêves, le monde de l'inconscient. C'est une approche différente de l'analyse scientifique, elle s'organise de manière synthétique, globale, à l'aide de symboles, comme s'organise notre inconscient. Ces cartes, ces « images », supports de toutes nos projections (comme les taches de Rorschach[7]), forment une grille de lecture, comme toutes celles qui nous servent à déchiffrer, à appréhender et essayer de comprendre cette chose mystérieuse et si vaste qui est la vie[8].

Cette grille de lecture se base sur la symbolique occidentale des quatre éléments. Elle divise l'univers en quatre éléments fondamentaux : le feu, l'air, l'eau et la terre. Elle divise le vivant en quatre[9] énergies, ou étages : l'étage de la tête correspond à l'intellect, celui du thorax à l'émotionnel, celui du bassin à la libido au sens large et l'étage des pieds et des jambes correspond au physique. Quatre niveaux, quatre éléments en nous, qui ont souvent une vie autonome, indépendante les uns des autres, et qui ne fonctionnent pas toujours harmonieusement entre eux.

Notre unité en pâtit, car elle dépend du rapport juste et équilibré de ces quatre forces (c'est ce qu'on appelle ne pas être « entier »).

---

6. Lire : *La tricherie sacrée*, par Alejandro Jodorowsky.

7. C'est un test psychologique au cours duquel on montre des taches d'encre au patient qui décrit ce qu'il y voit. Il ne parle alors, sans s'en rendre compte, que de lui, son inconscient se servant de ces projections pour s'exprimer.

8. Depuis toujours, l'homme cherche à comprendre pour avoir un peu de pouvoir sur ce qui le dépasse, pour se rassurer, pour avoir des outils et manipuler tant que faire se peut son environnement.

9. Le Tarot de Marseille comporte quatre grandes familles de cartes : épée, coupe, bâton et denier (équivalents du trèfle, cœur, pique, carreau).

*Le chien a quatre pattes
et pourtant il prend un seul chemin*
Proverbe cubain.

*Ne pas y aller par quatre chemins*
Expression pour une personne « entière ».

Ainsi, les découvertes d'Alexandro Jodorowsky (psychogénéalogie, actes psychomagiques, etc.) ont non seulement découlé, mais aussi été teintées de cette grille de lecture. Ce qui explique que notre recherche en psychogénéalogie se fera sur quatre étages, avec des liens symboliques pour chacun d'entre eux, en analogie avec le Tarot de Marseille et ses quatre grandes familles de cartes. Cela nous permettra de jongler avec les archétypes, les mythes, les symboles qui ont structuré notre inconscient collectif. Grâce au raisonnement analogique, chaque étage fournira des « ponts », des « équivalences » vers différentes parties du corps, vers différents âges de la vie, etc.

Histoire indienne de l'éléphant et des aveugles :

*Un village d'aveugles apprend l'existence d'un éléphant dans la jungle. Ils ne connaissent pas cet animal. Curieux, ils envoient un premier délégué pour leur faire un rapport. Après de multiples difficultés dues à sa cécité, celui-ci arrive à toucher la queue de l'éléphant. Il revient au village en disant « C'est une sorte de corde ! ». Perplexes, les villageois envoient un deuxième émissaire. Celui-ci touche une patte de l'éléphant et revient en racontant : « C'est comme un arbre, un poteau ! ». Un troisième envoyé touche une oreille et dit : « C'est un tapis, une natte ! ». Un quatrième touche la trompe et dit : « C'est un serpent qui souffle. »... ainsi de suite...*

Nous sommes ces aveugles face à la Réalité, nos organes de perception nous permettent d'entrer en contact avec seulement l'une de ses multiples facettes (chaque facette a sa grille de lecture adaptée). Construire une grille de lecture est une nécessité, à la fois pour mettre de l'ordre devant cet inconnu qu'est la réalité, et aussi afin de pouvoir appréhender et interagir avec celle-ci. La science recherche l'objectivité, qui reste, néanmoins, une grille de lecture.

Au cours de cette lecture, nous choisirons, comme Alexandro Jodorowsky, le système de référence du Tarot et ses quatre étages[10].

Nous vous présenterons pour chacun de ces étages une très légère exploration de sa richesse et de ce qu'il représente symboliquement. Quelques considérations générales pour en appréhender « l'esprit ».

Vous trouverez ensuite des questions pour vous orienter dans votre propre arbre, pour faire avancer votre enquête généalogique. Les réponses à ces questions peuvent prendre du temps, elles peuvent demander à mûrir, ne vous croyez surtout pas obligé d'y répondre à la même vitesse que celle où vous les lisez. Certaines réponses peuvent même demander des années.

**Mais attention :** Il n'est **absolument pas** nécessaire de connaître le Tarot de Marseille pour suivre ce chapitre.

10. Toutes les cellules du monde sont composées de molécules d'ADN et d'ARN, alignement de *quatre* acides aminés le long d'une double spirale. Cette information est au cœur des processus de tous les êtres vivants et constitue leur identité. C'est l'alphabet de base, un alphabet à quatre lettres ! (A, T, C, G pour l'ADN).

# M...algré la Mort

*Quand tu ne sais pas où aller, regarde d'où tu viens !*
Proverbe africain.

Voici **l'étage des arrière-grands-parents**, celui de la sagesse.

Dans la grille de lecture du Tarot de Marseille, ils correspondent à la famille de carte de l'**« épée »**, carte de l'intellect et du savoir, carte du sage, du savant, du génie.

- La zone corporelle associée est le domaine de la tête.
- Au niveau de l'apprentissage, de l'intégration, c'est l'étage du SAVOIR-ÊTRE. Les arrière-grands-parents représentent la toile de fond de notre arbre, nos lointaines racines, le lien avec nos ancêtres et les mythes.
- Au niveau psychologique, c'est l'étage des conflits « dit et non-dit », de la honte et du silence.

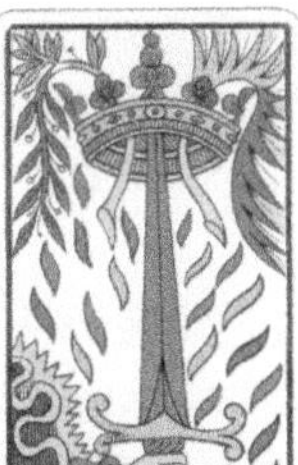

Voici donc l'étage du **savoir**. Celui qui nous vient des ancêtres, génération après génération, celui dont nous profitons plus ou moins consciemment, de l'invention du feu à celle d'Internet, c'est l'Histoire, celle qui nous porte.

Nous pouvons avoir la chance de connaître nos arrière-grands-parents, forcément très vieux ; ils ont été les témoins d'une autre époque, ils représentent l'histoire familiale, ce que nous savons de nos ancêtres et l'âge symbolique de sagesse... Tous ces morts sont le terreau sur lequel nous poussons. Nos « racines » sont formatrices de notre éthique et de notre morale.

C'est donc l'étage du MYTHE FAMILIAL, l'origine du « jeu » de l'arbre.

Le mythe familial existe aussi à travers l'histoire : nous trouvons des éléments actifs comme des guerriers, des inventeurs, des héros positifs ou négatifs qui tout en appartenant à notre arbre ont laissé une trace dans l'histoire. Nous pouvons aussi regarder les anniversaires de dates historiques qui auraient marqué nos ancêtres au point de générer des répétitions aujourd'hui. Les plus importantes sont celles qui génèrent un sentiment d'injustice. Toute injustice laisse une trace indélébile et l'inconscient garde pour mission de rétablir cette justice, de quelque manière que ce soit. Une sorte de « vengeur masqué » qui sommeillerait en nous. Ces traumatismes peuvent être si importants qu'un peuple tout entier peut en porter les stigmates.

Par exemple :

- des accidents corporels et des pertes matérielles à répétition, surviennent chaque fois autour du 13 Octobre, dans une famille historiquement concernée (et violemment marquée) par l'arrestation des Templiers et la saisie de leurs biens (le 13 octobre 1307) ;
- des prénoms en rapport avec les croisades (Guillaume, Thibault) ou encore avec la royauté (Henry, Louis) sont donnés inconsciemment en mémoire d'événements historiques ayant marqué la famille.

Le mythe familial existe aussi à travers la géographie : on a ici l'attachement et l'identification à un lieu, le rapport nourricier à la terre dans une culture essentiellement agricole. Majoritairement, les gens se déplaçaient peu, le village était le berceau d'une famille pour des générations et des générations. Les migrations, forcées ou non, vont marquer le mythe familial, ainsi que les problèmes de pertes de racines, les problèmes d'isolement et d'intégration.

Par exemple :

- suite à une migration, l'enfant de la transition est « parentisé », il doit grandir vite et aider ses parents à s'intégrer, peut-être même servir de traducteur, d'éducateur pour cette nouvelle culture, alors que l'enfant laissé au pays, lui, est « sacrifié » ;
- la naturalisation touche au Nom et aux racines et peut être vécue comme une trahison envers les aïeux ;
- le besoin d'intégration peut se retrouver dans des prénoms comme France, Francis, Francine.

C'est surtout à cet étage que nous trouvons, en positif ou en négatif, des « objets magiques », car chargés de légende familiale, à l'image d'anciens blasons familiaux.

*(Un patient fabriquait de manière légèrement obsessionnelle des objets en corde depuis tout petit, sans savoir que certains de ses aïeux avaient été pendus).*

L'appartenance à une filiation est une manière d'exister face au groupe social. Dans différentes tribus, on se présente en déroulant sa généalogie[11]. C'est bien sûr l'étage le plus associé à la généalogie, à la transmission du patrimoine et du patronyme, l'héritage de ceux qui nous donnent le Nom, nous donnant une place dans le sens vertical, celui de la filiation. Savoir « d'où je viens » c'est savoir s'inscrire dans le temps.

« Transmets tes connaissances, c'est le moyen d'atteindre l'immortalité ».

**Petite analogie avec la symbolique des contes de fées** (ce monde qui a bercé notre enfance et formé notre inconscient) **:**

L'étage des arrière-grands-parents est associé, dans les contes de fées, au personnage de roi[12], celui qui analyse et pointe l'origine du problème. Le roi est celui qui ose mettre des mots[13] sur la souffrance, la blessure : « *Le problème du royaume, c'est qu'il y a un dragon dans la forêt, c'est qu'il faut marier ma fille, etc.* ».

11. Voir aussi *l'Ancien Testament*.

12. Dans les contes de fées, (comme dans le monde des rêves, monde symbolique de l'inconscient), le roi est le principe d'intelligence. Celui qui voit, et surtout qui verbalise ce qu'il faut faire pour le royaume. Celui qui pose les bonnes questions, celles qui vont approfondir et faire avancer.
Encore faut-il qu'il accepte l'idée douloureuse que son royaume n'est pas parfait, l'idée de la remise en cause.

13. La psychanalyse développe ce « roi » en nous.

N'oublions pas que nos plus profondes blessures sont aussi des désirs sur lesquels nous avons posé une couverture. Ces désirs tout aussi profonds correspondent à des besoins fondamentaux bafoués[14]. Et, c'est le rôle du roi dans les contes, du roi en nous, de soulever cette couverture avec honnêteté.

*J'ai une profonde douleur à me regarder dans la glace, je me trouve trop petit, cette douleur, c'est* aussi *le désir d'être grand.*

*Ma blessure, c'est que je me sens trop souvent humilié dans mes rapports avec les femmes, je suis blessé dans l'image que j'ai de moi par rapport à elles, c'est* aussi *un ancien désir d'être valorisé, reconnu, par ma mère.*

Désir et souffrance sont les deux faces d'une même médaille.

En général, pour ne pas souffrir, on jette toute la médaille, beaucoup appellent cela la sagesse.

Retourner à la source enfantine de ses désirs est automatiquement mal perçu, car associé à des souffrances, des frustrations successives...

Mais le désir est une énergie de vie et je crois que pour vaincre la souffrance, il faut être capable de retrouver et réaffirmer son désir, même si notre mental d'adulte le sait irréalisable[15].

*Oui je retrouve le désir d'être grand, oui je retrouve le désir d'être reconnu par maman, et je décide de le travailler autrement, à l'aide d'outils symboliques, malgré ma raison qui me dit que c'est ridicule de vouloir la lune, malgré ma peur de retrouver la frustration qui y a été associée.*

On ne peut pas vraiment éliminer un désir, seulement le transformer.

C'est en travaillant cet étage dans mon arbre, le fait de me sentir relié à la famille, à l'humanité, avec ses ombres et ses lumières, en acceptant de me poser les bonnes questions, celles de la remise en cause, que je peux exposer plus clairement les blessures et les désirs frustrés qu'il y a dans mon « royaume ».

---

14. On revient à la notion d'injustice dont j'ai parlé plus haut : un besoin fondamental non satisfait sera vécu comme une injustice.

15. « Le seul péché que je reconnais c'est de ne pas prendre le risque de son désir » Françoise Dolto.

**Commençons notre enquête :**

Ils sont drôles ces personnages en noir et blanc dans les cadres de la salle à manger...

— *Qui c'est celui-là ? Il a l'air rêveur ! Oui ! J'ai toujours entendu dire qu'il avait la tête ailleurs, depuis qu'il avait rencontré la fille du boulanger...*

— *Celle-ci ! Il paraît qu'elle buvait, on dit que son mari était obligé de l'enfermer pour l'empêcher d'aller à la cave...*

Dans toute enquête sur ses origines, tout ouï-dire est aussi important que la réalité :

- *Qu'est-ce que vous racontent vos arrière-grands-parents ?*
- *Les avez-vous connus ? Qui ?*
- *Qu'avez-vous entendu dire sur eux ?*
- *Quelle est leur époque, leur histoire ? Quel est le contexte historique qui les entoure ? Le contexte géographique ?*

Partons de ce présupposé : vous avez toutes les informations dont vous avez besoin « en vous », inconsciemment sûrement.

Le jeu consiste à commencer des recherches plus précises concernant les huit personnages (eh oui, ils sont huit !) qui habitent cet étage.

(Le silence et l'absence d'information nous parlent aussi, en creux, des manques qui nous habitent...)

Tout d'abord les NOMS.

Dans l'arbre, il y a plein de noms. Allez chercher ce qu'ils signifient, leur sens étymologique. Ceci représente la plus ancienne projection et prédiction de votre arbre.

Qu'est-ce que vous entendez lorsque vous les prononcez à voix haute ? Écoutez ce « langage des oiseaux », ce langage magique qui vous révèle d'autres sonorités ! Jouez avec les sons ! C'est un grand classique de notre inconscient de s'exprimer avec des mots cachés dans les mots ; pas si cachés que cela, car il suffit d'ouvrir ses oreilles sans aucune idée préconçue.

Par exemple, DURAND : je peux entendre « du rang », « durant », « dure an » ou bien « rendu », ou bien encore « en dur » ou « endure » !

Pendant cette enquête, laissez-vous guider par ce que vous ressentez, vos sensations physiques, vos émotions...

Ensuite, allez visiter les blancs, les manques, les lacunes qui sont riches d'histoire, et afin de ne pas être « hantés » par ces « blancs », fantasmez « de bon cœur » sur ces arrière grands-parents que vous n'avez peut-être jamais connus ! Imaginez leur vie, leur métier, leurs passions... (N'ayez pas peur de délirer, vous ne ferez que réinjecter dans votre arbre des fantasmes que vous croyez peut-être personnels mais qui vous viennent de... votre arbre. Retour à l'envoyeur !).

Repérez aussi les personnages « mythiques », « historiques », les célébrités, les traîtres, les princes, les assassins, etc. Ils ont forcément marqué le mythe familial.

En psychogénéalogie, le rôle du « héros » sert à nettoyer l'ardoise des fautes et des culpabilités passées.

Lorsqu'un arrière-grand-parent prend beaucoup de place sur cet étage (par exemple, un personnage difficile comme une « pieuvre » qui suscite haine, peur ou colère), vous irez explorer, visiter son espace, car nous sommes très liés aux personnes que nous rejetons et vous serez parfois surpris d'y trouver des pépites d'or !

***Notez dans votre arbre ces « mythes »...***

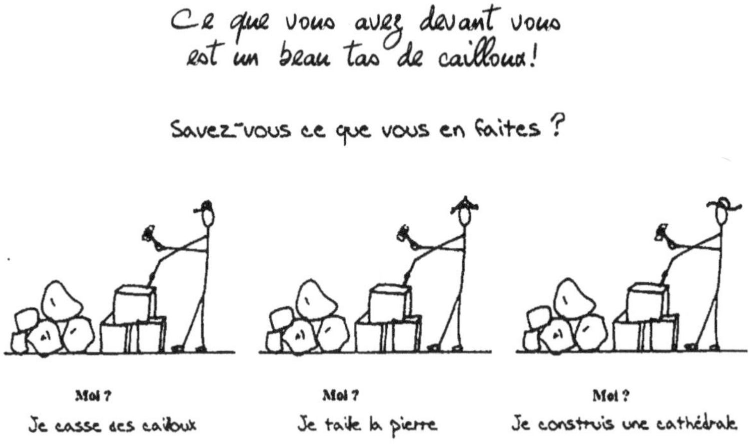

# A...VEC L'AMOUR

*Aimer comme une*
*émeraude est verte*
Simone Weil

*De ma vie je n'ai appris*
*qu'une chose, c'est aimer ;*
*je ne vous souhaite qu'une chose, c'est d'aimer.*
Épitaphe d'Aragon

**Cet étage est celui des grands-parents**, de l'amour désintéressé.

La correspondance dans la grille de lecture du Tarot de Marseille est celle de la famille de **« coupe »**, carte de l'amour et des valeurs du cœur, du courage et de la tolérance. Symbole du héros[16], du don de soi, de l'engagement, du lien au monde, à la nature, aux autres. Les grands-parents correspondent à l'étage du SAVOIR AIMER.

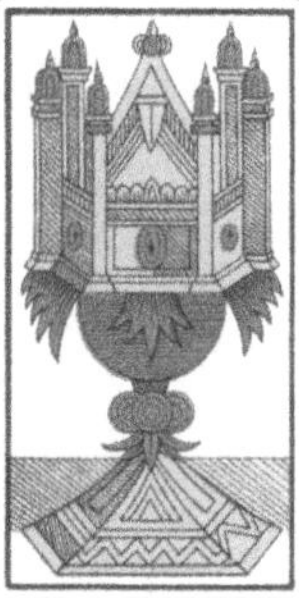

16. Dans les contes de fées, comme dans le monde des rêves, monde symbolique de l'inconscient, la carte de la coupe correspond au *héros*. Ce qui caractérise le héros est le principe d'engagement : il expérimente les obstacles ; c'est le cœur pur, le chevalier, l'amoureux... Vous remarquerez que le héros s'engage toujours dans une entreprise qui paraît idiote tellement elle paraît logiquement impossible (le dragon est dix fois plus gros que lui !). La seule chose qu'il a pour lui, c'est sa foi et son engagement le plus sincère : dans le conte, ceci infléchira le destin.

- Au niveau psychologique, c'est l'étage du conflit de culpabilité et du rapport à l'échec.
- Au niveau des sensations physiques, il est en rapport avec la région du cœur, le thorax.

Si nos arrière-grands-parents étaient lointains, nos grands-parents sont proches, si je lève la tête, ils sont juste au-dessus, je peux les voir, les toucher...

Avec nos grands-parents, nous découvrons la relation parents/enfants chez les adultes, entre nos parents et leurs parents, ce qu'il en reste une fois adulte, une fois disparu le côté éducatif et responsabilisant, c'est-à-dire le lien d'amour qui devrait logiquement rester.

Les grands-parents sont les créateurs de nos parents, les dieux de nos parents, les dieux de nos dieux, aimés ou haïs. Nos parents nous ont-ils coupés ou reliés à eux ? C'est l'étage du lien : le lien d'amour au créateur.

Les grands-parents n'ont pas, par rapport à nous, le poids de la responsabilité de l'éducation, ils peuvent se contenter d'être dans le pur amour : l'amour désintéressé.

*C'est l'étage des petits bonheurs : les pots de confiture, les douceurs, les pastilles Vichy au fond d'une boîte en fer, les bonbons et les gâteaux du dimanche, les grandes tablées d'antan, les bouquets de fleurs multicolores, les comptines et les chansons, les bonbons de Papi au lit après s'être brossé les dents avec le clin d'œil « chut ! Faut pas le dire à ta maman ».*

Ou au contraire :

*« Lorsque j'avais sept ans, mon père a vécu une rupture avec sa mère (ma grand-mère) et ses frères et sœurs ... Lors des premiers ateliers auxquels je participe, il n'est pas question que je fasse mon arbre... Je ne suis pas prête! Prête à cette rencontre : je me sens non reliée à cette branche paternelle. Coupure, rupture. Je porte une honte d'appartenir à cette branche paternelle, fracture dans mon histoire. Je me suis construite sur un sentiment de rejet inconscient de mes origines : "je ne veux pas être de ce milieu-là..." »*

## Les parents de nos parents

Enfant, tout ce que nous sentons du rapport entre nos parents et leurs propres parents (parfois même entre les grands-parents et les arrière-grands-parents) a une influence sur notre propre façon d'envisager d'« être parents ». L'attitude des parents (bien sûr avec leurs enfants, mais **aussi avec leurs propres parents**) va aider les enfants à devenir adultes et indépendants ou au contraire les infantilisera à vie. Quelle est la capacité de notre arbre généalogique à faire des adultes ? Comment est-elle transmise ? Est-ce que le relais du pouvoir entre les générations se passe harmonieusement ?

On dit « faire un enfant », mais le vrai but n'est-il pas de « faire un adulte » ?

Exemple : *parole d'un enfant de dix ans : « C'est grand-mère le vrai parent, parce que l'appartement dans lequel on vit est à elle et que maman sait rien faire sans elle, et aussi, maman n'ose jamais lui dire non ! »*

## Un amour de grands-parents

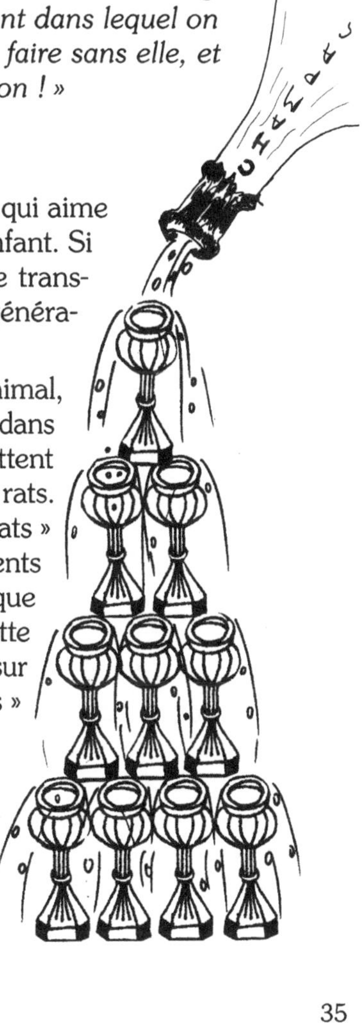

Une grand-mère (ou un grand-père) qui aime facilite la vie et l'adaptation du petit enfant. Si elle ou il a été choyé(e), cet amour se transmettra facilement de génération en génération : c'est l'effet grand-mère.

Dans la science du comportement animal, nous pouvons noter l'effet grand-mère : dans un laboratoire, les laborantins transmettent beaucoup de tendresse à des parents rats. Les « enfants rats » et « petits-enfants rats » issus de ces parents sont plus intelligents et gèrent plus rapidement le stress que ceux dont les parents n'ont pas reçu cette tendresse humaine. Il y a transmission sur plusieurs générations des « avantages » du contact chaleureux extra-espèce.

L'équivalent se retrouve chez les humains, quelle que soit la source de cet amour : grand-mère biologique ou adoptée. Le petit enfant s'imprègne de cette « nourriture » et saura la retransmettre intuitivement.

Et, si nous sommes reliés de manière nourricière extra-espèce à quelque chose de plus grand, comme à une entité spirituelle, une foi en la vie ou encore en notre « Terre mère » nous habitera : c'est encore de l'effet Grand-mère.

C'est donc l'étage du savoir AIMER : aimer avec le cœur, sans rien attendre en retour, savoir donner ET recevoir. S'il y a blocage à ce niveau, nous observons des comportements de retrait, d'échappement, des sensations d'être coupé de..., pas relié, renfermé, voire même ne jamais rien sentir ou ressentir.

### La maladie, la mort

D'autre part, avec les grands-parents, arrive le premier rapport à la maladie et à la mort : c'est le premier « coup de hache » à l'immortalité pour l'enfant. Protégé par la présence des parents, les enfants vont pouvoir approcher, apprivoiser l'idée de la mort, tout au moins si les adultes leur permettent de partager ces moments de rites, de passage.

*« C'est doux comme ma « Mémé », ma grand-mère, la mère de ma mère, à qui je dois les principaux traits de mon visage, et aussi ceux de ma fille... C'était la plus jolie et la plus féminine des grand-mères que je connaissais, et la plus douce aussi.*

*Elle habitait la maison d'à côté et j'y filais pour un oui, pour un non. Avec elle, il ne pouvait rien m'arriver, pas de gronderies ; elle me consolait des colères maternelles et des caprices de mon petit frère. Elle prenait toujours le temps de chausser ses lunettes sur le bout de son nez pour me lire des histoires. Elle m'apprit le plaisir des fleurs, leur parfum, la lumière... première rencontre avec l'art.*

*Pourtant, peu avant mes dix ans, lorsqu'elle s'est donné la mort, je n'ai pas eu le droit de lui dire adieu, à elle qui me gâtait chaque jour de son affection ; j'ai longtemps voulu croire qu'elle était partie en voyage et qu'un jour elle m'enverrait des nouvelles, rien qu'à moi ! Ma Mémé. »*

L'inconscient a de drôles de trucs pour déjouer la mort, comme par exemple de faire des enfants... eh oui ! C'est une règle profondément enracinée qui dit : « *tant que tu auras des enfants en bas âge, tu as la responsabilité de ne pas mourir !* ». Faire des enfants peut permettre de déjouer des injonctions morbides. Le pendant de cette règle, c'est que toute mort d'un parent pendant qu'un enfant est jeune, quelles que soient les circonstances, est considéré par l'inconscient comme un abandon volontaire, une transgression à la règle, un défaut d'attachement.

La notion de « fantôme » est un grand classique en psychogénéalogie. La plupart du temps, il s'agit d'un mort, une mort mal vécue par l'entourage, que l'inconscient familial cherche à faire revivre à travers vous.

Dans une moindre mesure, quelqu'un (aimé par une ou plusieurs personnes du groupe familial) qui meurt dans le laps de temps autour de votre naissance, va vous « habiter ». C'est simple, quelqu'un disparaît, s'en va, j'en souffre, alors je compense avec celui qui arrive, le nouveau-né. Les projections inconscientes que j'avais sur celui qui est parti se transportent sur celui qui arrive, qui joue ainsi le rôle de compensation affective. La vie vient remplacer la mort, on peut dire aussi, que « du coup », vous êtes habité par ce mort, cette mort que vous avez « soulagé ». On a comme rôle de répondre à un manque, de faire revivre quelqu'un en nous, en transparence. C'est vrai pour un grand-père, une grand-mère qui meurt juste avant votre naissance, mais aussi pour un proche ami cher ou un ancien conjoint de vos parents...

### Alors, pour notre enquête ?

Il y a au moins quatre grands-parents, plus si remariage...

Faisons le tour, l'inventaire de ce que nous avons reçu, donné, ou pas reçu, pas donné...

- De quoi auraient-ils eu besoin ? De quoi avons-nous eu besoin ?
- Les souvenirs, les complicités, les liens que vous avez tissés avec eux ? les partages avec eux, les non-partages ? l'amour désintéressé ? L'image du couple qu'ils donnaient ?
- Les relations parents-enfants chez les adultes ?
- Qu'avez-vous observé des relations de vos parents avec leurs parents ?
- Que sentiez-vous de leur relation ? Y avait-il du rejet ? Vos parents étaient-ils devenus des adultes ou restaient-ils comme des enfants face à leurs parents ?
- En avez-vous tiré des conclusions définitives ?
- Avez-vous eu des liens particuliers avec les grands-parents maternels, paternels ?

*« ...Lorsque nous allions en visite chez mes grands-parents paternels, mes parents dormaient dans des chambres différentes : ma sœur et moi, nous dormions chacune avec l'un de nos parents comme s'il était impossible que le couple parental reste uni dans la maison...*

*Nous n'avons jamais dormi chez nos grands-parents maternels... »*

**Vos premières relations à la maladie, à la mort**

- Avez-vous participé aux rites entourant leur disparition ? Comment vos parents ont-ils vécu la mort de leurs parents ?
- Qu'avez-vous ressenti ?
- En avez-vous tiré des conclusions définitives ?
- Qui est mort autour de l'année de votre naissance ?
- Vous a-t-on dit (et répété) très tôt que vous ressembliez à quelqu'un de disparu, par le caractère ou certains traits physiques ?

Notez ces anecdotes dans votre arbre...

# G...RÂCE À DIEU

*Chaque couple est un acte*
*de psycho-magie naturel :*
*guérison ou mise à mort.*
Alexandro Jodorowsky

Cet étage est l'étage des parents.

Les cartes de la famille du **« bâton »** dans le Tarot de Marseille correspondent à la libido, à la création. C'est l'étage physique du bassin et de tout ce que cela peut représenter.

- Au niveau de l'apprentissage, C'est l'étage du SAVOIR FAIRE (créer). Dans les contes, c'est la fée, le principe d'accomplissement, c'est la fée qui fait ! C'est l'analogie avec le personnage du Créateur, de l'artiste.
- Au niveau psychologique, c'est l'étage des conflits dépendance/indépendance.

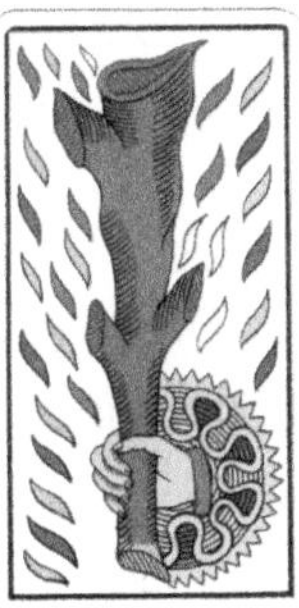

**Les Parents ou la Création**

Ils nous ont portés... créés, ce sont « nos » créateurs.

### Les archétypes de la Mère et du Père

Nous sommes nés de ces **deux grands principes,** féminin et masculin, yin et yang, polarité qu'on retrouve dans toutes les psychés du monde. La place symbolique d'un père ou d'une mère ne saurait se confondre avec leur présence réelle, il s'agit plus d'une fonction[17] dont nous avons besoin, et cette fonction peut se répartir de mille façons sur les personnes réelles. Le principe maternant n'est pas réservé à la mère physique, ni le principe paternant au père physique.

La plupart de nos « valises » ou croyances négatives nous viennent d'un manque ou d'un excès dans le contact avec ces deux représentants des principes maternel et paternel. Beaucoup de somatisations et de traumatismes psychologiques peuvent se résumer en constellations par un blocage du mouvement naturel de l'enfant vers le représentant du principe maternel ou paternel. Pourtant, de manière symbolique, **le contact avec ces deux principes n'est jamais rompu, c'est une expérience continue, ils font partie intégrante de notre structure**[18] : c'est cette réalité que nous cherchons à retrouver.

> *« On ne peut donner que deux choses à ses enfants, des racines et des ailes »*
>
> Proverbe Juif

Au niveau psychologique, nous passons une grande partie de notre temps à projeter sur l'extérieur l'un de ces deux archétypes, père ou mère, et la palette de ces substituts est très large et non exhaustive :

- pour la mère, elle contient tout support qui peut être nourricier (ma femme, le R.M.I, l'argent, l'hôpital, la cuisine, la sécurité sociale, etc.) ;
- pour le père, tout support qui « tranche » (mon mari, la loi, les gendarmes, mon patron, la science, l'analyse, etc.).

Bien sûr, avec ces projections, nous recréons, favorisons, inconsciemment, le même type de difficulté relationnelle qu'avec le père, la mère, que nous avons connu. (*Et l'on s'étonne d'être toujours*

17. Lacan parle de la fonction du Nom-du-Père, de « métaphore paternelle ».

18. Comme la terre, principe maternel, nous soutient et nous porte à chaque instant. Comme le ciel, principe paternel, nous enveloppe à chaque instant. Ce contact est perpétuel, intrinsèque à notre condition...

*en conflit avec la justice, ou toujours en dépendance médicale, ou..., ou...)*

C'est l'étage de la création, celle qui corrige le manque : nous pouvons créer notre voix, créer notre chemin, créer notre orgasme, recréer ce que nos croyances ont disqualifié.

Pour créer, il est possible de se servir des répétitions dans l'arbre généalogique. La création est alors dans le choix de ce que nous copions, et cet acte permet de nous différencier.

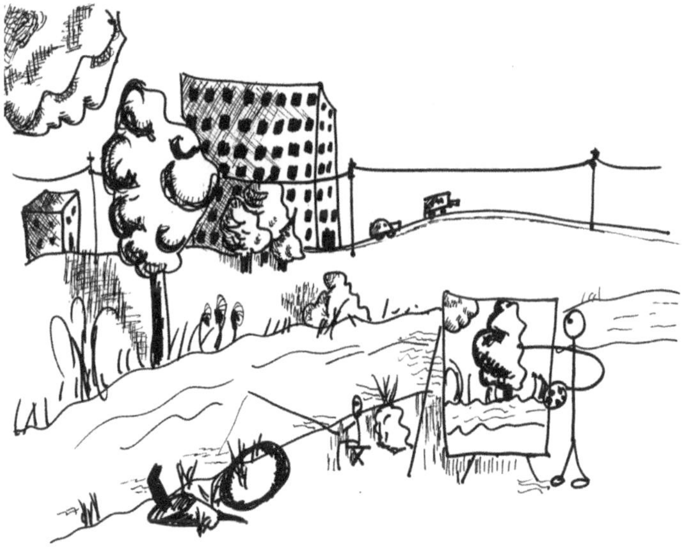

**Qu'est-ce que je choisis de reproduire et de cultiver ?**

C'est l'étage du couple fondateur, avec la sexualité et la « création » de l'enfant (nous-mêmes) par le mélange de deux arbres généalogiques.

Une rencontre amoureuse ne se fait pas seulement entre deux personnes, mais aussi entre les deux arbres que portent ces personnes, c'est donc une rencontre entre une bonne cinquantaine de personnes, voyez un peu la foule ! Est-ce que tout ce monde-là va s'entendre ? Si c'est le cas, nous avons affaire à deux arbres généalogiques qui s'emboîtent et se répondent en miroir. Deux pièces de puzzle.

Exemple simpliste : un arbre qui donne comme fruit la soumission avec un autre qui fait pousser la domination.

Dans un couple, il y a forcément des projections, une sorte d'œdipe évolué :

- la femme peut faire une projection paternelle sur son compagnon ;
- l'homme peut faire une projection maternelle sur sa compagne.

C'est souvent la naissance du premier enfant qui favorise l'émergence de ces projections. Nous passons du statut de conjoints à celui de parents, c'est nouveau et au fond nous n'avons souvent qu'une seule réelle référence : les nôtres !

Et quand l'enfant naît, se mélangeant aux projections parentales sur son conjoint, les projections sur l'enfant lui-même se concrétisent.

En général, le fantasme des deux parents sur l'enfant coïncide. C'est ce que l'on appelle le « projet-sens » : quel sens a notre naissance pour nos parents, de quel projet inconscient sommes-nous l'objet ? Quel rôle devons-nous remplir ? Chaque projet-sens est unique et souterrain.

Exemple : *être un sauveur, réussir ce que l'un ou les deux parents ont raté, venger un ou deux parents d'une injustice, sauver le couple des parents, remplacer un amour absent, un disparu, un des deux parents, etc.*

Aussi,

- la petite fille apprend de sa mère à devenir femme ;
- la petite fille apprend de son père comment séduire les hommes ;
- le petit garçon apprend de son père à devenir homme ;
- le petit garçon apprend de sa mère comment séduire les femmes.

Pour relativiser la puissance de Nos « Dieux » (Papa et Maman), les traditions ont toujours ajouté une troisième force, un troisième désir nécessaire à la naissance de l'enfant. Cette troisième force est soit extérieure à l'enfant (désir de l'ordre du divin, du cosmique, etc.), soit associée à l'enfant (son âme, sa réincarnation, etc.).

## L'ŒDIPE

L'œdipe, attachement enfantin, est le lien qui nourrit et favorise la répétition transgénérationnelle ; c'est par ce lien d'amour qui coule d'une génération sur l'autre que l'on « accepte » de prendre les valises de nos aïeux. L'œdipe est normalement une étape que nous sommes sensés dépasser, transcender. Ce qui n'est pas si souvent le cas (en tout cas, vu par le petit bout de la lorgnette de ma pratique). Le parent favorise ce blocage quand son enfant devient son principal objet de jouissance et de satisfaction (plus que son conjoint !) permettant une confusion des places respectives.

L'œdipe est différent du coté masculin et du coté féminin. La différence vient du fait que le garçon est dès le début en contact avec l'autre sexe, la mère ; alors que pour la fille la rencontre à l'autre sexe vient en second. La première relation, celle à la mère, est d'abord osmotique, indifférenciée ; l'œdipe masculin sera de cet ordre là, un désir de l'osmose primordiale, de retrouver le « ventre » maternel, une régression vers la fusion. Alors que l'œdipe féminin sera plus mature, plus sexué, plus clairement dans la séduction, car la rencontre au père arrive ensuite dans une différentiation plus claire des places et des individus. Ce qui va expliquer les différences de comportements masculins-féminins dans les couples.

L'œdipe est visible à travers des choses simples comme ne pas savoir simplement s'opposer ou déplaire à ses parents. Le contraire aussi en est un signe : être dans l'opposition allergique et le rejet de ses parents.

## La concrétisation de l'œdipe : « l'enfant parfait »

L'enfant parfait est, du point de vue enfantin, celui que la petite fille rêve de faire avec son papa. Aussi, dans la mythologie grecque, l'enfant parfait Narcisse est né de l'amour de sa mère Myrrha avec son propre père, Cinyras, roi de Paphos. Dans notre société patriarcale judéo-chrétienne, l'enfant parfait, c'est Jésus, qui est d'un point de vue symbolique, le fils que Marie a eu avec Dieu le père, Dieu « son » père, en tout cas avec le « père parfait ». Cet enfant se sentira généralement investit d'une « mission » : « sauver le monde ».

L'enfant parfait est donc traditionnellement masculin et unique, ce qui provoque des difficultés identitaires quand ce n'est pas le cas.

*Exemple d'une niche pour l'enfant parfait dans nos sociétés : la mère célibataire.*

*« Mon inconscient se débrouille pour rencontrer un homme qui ne sera pas à la hauteur, en tout cas pas à celle de papa, il partira d'une manière ou d'une autre et me laissera seule avec l'enfant.*

*J'élèverai donc mon enfant avec l'aide de mes parents, ses vrais parents seront moi et mes parents (moi et mon père ?), il portera mon nom de famille donc le nom du père. Ce peut donc être le bel acte symbolique de donner un enfant à son père, un « enfant parfait ».*

**Et notre enquête ? Continuons-la !**

Les parents sont les premiers dieux de notre petite histoire, nos « créateurs », nous sommes le fruit de leur sexualité.

Avons-nous été vraiment créés ou seulement copiés ? Avons-nous été considérés comme une création unique ou comme la copie d'un modèle ? Quel modèle ? Eux-mêmes ? Leurs parents ? Leurs grands-parents ? Un modèle culturel, social ?

Vos parents sont normalement les plus proches de vous dans l'arbre ; il arrive cependant qu'ils soient « remplacés » par un grand-parent ou même un grand frère/grande sœur... qui deviennent alors à leur tour des substituts parentaux, à propos desquels il faudra se poser les mêmes questions.

- Vous ont-ils parlé de leur enfance ?
- Quels sont vos souvenirs d'enfant particuliers avec chacun d'eux ?
- Que m'a transmis ma mère ?
- Comment ma mère m'a parlé des hommes ? Est-ce que je sais ce qu'elle en pense profondément ? Mépris, admiration, soumission ? Si je suis un homme, est-ce que j'ai peur de ressembler à ce qu'elle méprise, est-ce que je n'assume pas d'être un homme, est-ce que ma sexualité est enfantine ? Ou est-ce qu'au contraire, je suis le prolongement masculin de ma mère, sa revanche, son fantasme d'être un homme ? *(ma mère Michelle m'a appelé Jean-Michel).* Si je suis une femme, m'a-t-elle montré la soumission ou l'indépendance ? Suis-je chargée de la « venger », de la protéger ?
- Que m'a transmis mon père ?
- Est-ce qu'il savait prendre sa place ou la prenait t-il trop ?
- Comment mon père m'a-t-il parlé des femmes ? Mépris, admiration, soumission ? Montrait-il la même chose par ses actes ?
- Est-ce que j'ai des comptes à régler avec l'homme ? Est-ce que pour moi tous les hommes que je rencontre ont les mêmes défauts *(lâches, absents, enfantins, autoritaires, et bien d'autres encore au choix, comme l'était papa ?)* ou au

contraire est-ce qu'aucun n'arrive à la cheville de papa, lui seul n'ayant pas ces défauts ?

- M'ont-ils parlé de la sexualité ?
- Me sentais-je proche, très proche, lointain, distant ?
- Avaient-ils des peurs pour moi ? Des désirs dits ou cachés sur moi ?
- Qui « portait la culotte » ? En apparence et en réalité ?
- Avez-vous correctement coupé le cordon avec eux ? Savez-vous facilement et tranquillement leur dire non ? Gardez-vous jalousement des choses d'eux, sont-elles particulièrement « sacrées » ? (*C'est le lit que m'a donné maman, je ne veux pas en changer*) Sont-ils des références incontournables ? (*Personne ne cuisine ce plat comme maman... sur ce sujet, papa a toujours raison...*) Avez-vous l'impression de les trahir si vous faites certaines choses ? Quel est votre degré de dépendance à un niveau plus subtil que le matériel ? ***Attention, le rejet est aussi une forme de dépendance !***
- Avez-vous éprouvé le besoin de mettre des kilomètres entre eux et vous ?
- Est-ce encore tabou d'imaginer que vos parents fassent l'amour ? Ou qu'ils puissent mourir un jour ?
- Que portez-vous encore pour leur faire plaisir ? Quelle angoisse, manie, peur, comportement négatif, tic, avez vous copié d'eux, que vous acceptez encore de porter par fidélité inconsciente ?

L'ancien conjoint, le beau-père, la belle-mère, eux aussi sont des images parentales, tout autant ceux que l'on a connu que ceux que l'on n'a pas connu (car ils ont marqué l'un des deux parents). *(Maman m'a donné le prénom d'un fiancé perdu et toute ma vie je serai le fiancé de ma mère. Et comme l'inconscient aime le jeu, il va en faire un jeu de piste : si le fiancé était marin, le fils peut s'appeler Marin.)*

Essayez de prendre le temps de répondre avec un maximum de sincérité à toutes ces questions. La justesse de votre ressenti par rapport à elles vous en dira long sur votre histoire ...n'hésitez pas ! Toutes les informations sont bonnes !

Ensuite, après avoir bien exploré vos réponses, créez sur votre arbre les parents idéaux que le petit enfant a cru avoir ou a rêvé d'avoir, regardez ce fantasme bien en face en le décortiquant.

## I...NCONSCIENT IMMORTEL

*« Nos enfants sont notre méditation »*
Jack Kornfield

*« Je descends du spermatozoïde gagnant »*
Un Chaman

**C'est l'étage de la fratrie**. Dans le tarot de Marseille, les cartes de la famille du **« denier »** correspondent à la santé, l'argent, la profession.

- Au niveau de l'apprentissage, c'est l'étage du SAVOIR VIVRE.
- Au niveau psychologique, c'est l'étage du « conflit de place ». Notre place, dans l'espace, c'est aussi la géographie, surtout celle du corps. Dans les contes, ce sont les messagers, les alliés qui y sont associés.
- Analogiquement, c'est le personnage du champion, énergie logée dans les jambes, associée aux sensations dans les pieds et les chevilles.

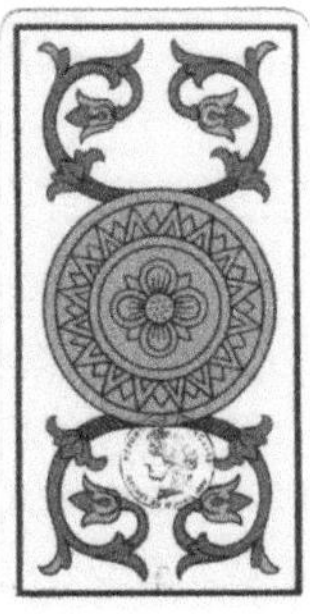

## La Fratrie

Voici notre étage... Dans la photo de famille, nous sommes entourés par nos frères et sœurs sur un même étage... Des places à se partager...

Notre place dans la fratrie est par analogie notre place dans la société.

C'est l'étage du partage de l'héritage dans le sens large du terme : biologique, amour, argent, savoir.

La fratrie, ce sont les rapports horizontaux, dans une même génération. Il s'agit de la notion d'entraide, de coopération, différente de celle d'aider de manière responsable (relation de parent à enfant) ou d'être aidé comme dans une dépendance (relation d'enfant à parent).

La fratrie, c'est la notion de place les uns par rapport aux autres, dans le sens horizontal, dans l'espace et dans le présent. Alors que nous avons vu que les arrière-grands-parents représentent, eux, dans le sens vertical, la place dans le temps, la filiation entre le passé et l'avenir, la transmission pour le futur, le don plus que l'entraide.

*C'est comme dans un gymnase, sur un même terrain, deux équipes.*

*Chacun sa place : les arrières, les ailiers, les demis, les goals...*

*L' objectif, c'est de jouer ensemble pour faire vivre la balle dans un espace-temps défini, un moment fort à vivre où chacun donne ce qu'il a au plus profond de lui, pour aboutir à la beauté d'un geste, d'une impulsion, d'un mouvement, création unique.*

*C'est un ensemble riche de chacun !*

*Chacun sait que l'autre est là, chacun sait quand il peut y aller, porté, soutenu et poussé par ce groupe, lié par cette fabuleuse énergie vitale qui circule...*

S'il n'y a pas d'interférences transgénérationnelles, si les adultes sont « neufs », ce sont les enfants qui leur apprennent à être des parents. Normalement, sans influence de nos propres parents, on devient père et mère quand on y est invité par l'enfant, en réponse à ses besoins. On est « éduqué » par lui. C'est son extrême dépendance, sa non-maturité qui vont, au cours des différentes interactions, former, créer les rôles de père et de mère. C'est un rôle périssable car il est logique que l'enfant s'en débarrasse une fois majeur. C'est le pouvoir créateur naturel de l'enfant, celui de placer ses parents là où il a besoin d'eux.

La compréhension des parents pour un petit d'homme est non verbale, elle se fait par identification, ils sont donc normalement obligés de reconnecter leur propre enfance face à l'enfant, pour comprendre les multiples messages et signaux de celui-ci. L'influence de l'enfant est ascendante, elle va parfois à l'encontre de l'influence descendante des transmissions transgénérationnelles.

*Histoire de « qui dresse qui ? » :*

*Deux hamsters discutent : « Tu sais la meilleure ? J'ai réussi à dresser le type en blouse blanche ! Chaque fois que j'appuie sur ce bouton il m'apporte un bout de fromage ! »*

**Pour finir notre enquête**

- Sur la photo de famille, à votre étage, combien êtes-vous ?
- Enfant unique, famille nombreuse ?
- Nous sommes dans un étage à nombre et géométrie variables...
- Et dans cette fratrie, quelle est votre place ? Premier, deuxième, troisième... sixième ?
- Déjà quelques indications selon la position occupée, quelques nouveaux indices dans votre besace :
  - Si vous naissez premier : vous développez certaines qualités par rapport aux fantasmes de vos parents.
  - Si vous naissez deuxième : vous développez des qualités différentes. Forcément, il est nécessaire de se différencier du premier, surtout d'être aimé en tant qu'être unique, pas en tant que... clone.

Exemple un peu simpliste : *le premier s'inscrit dans le désir de ses parents... Le second sera le rebelle !*

*Le premier exprime très tôt des qualités intellectuelles, le suivant même s'il a les mêmes dispositions développera naturellement ses qualités sportives plutôt qu'être l'intellectuel numéro deux, et s'apercevra peut-être à un âge tardif que ce n'est pas sa voie, qu'il rêve, en fait, d'études.*

D'autre part, d'après les travaux de Marc Fréchet[19], l'inconscient fait comme s'il ne pouvait y avoir que trois enfants, dans l'ordre de fratrie, après 3 il recommence avec 1, et ainsi de suite (le cinquième est comme un deuxième, etc.). Et pour les transmissions, un parent de même « numéro » que vous s'identifiera plus, se projettera plus facilement sur vous, d'où les différentes valises distribuées différemment à chacun selon sa place.

Exemple tout aussi grossier : *je suis deuxième et j'ai beaucoup souffert de la place que prenait le premier. Avec mes enfants, inconsciemment, je ferai tout pour diminuer la place du premier par rapport au deuxième, comme une revanche inconsciente, une peur de revivre par procuration la même chose ! Le premier ne comprend pas ce qui lui arrive (c'est un procès d'intention !), comme s'il représentait un danger d'expansionnisme, alors devinez ce qu'il fera quand il sera parent à son tour ?*

## Les avortements et les fausses couches tardives

En constellation, on s'aperçoit de l'importance de leur rendre leur juste place. Ils comptent aussi et prennent une place dans la succession des naissances.

Certains avortements ou fausses couches servent à exorciser un problème, une injonction, associée à la place qui aurait dû être prise.

Exemple : *si dans l'arbre, le premier enfant est prévu pour se charger d'une mémoire très douloureuse et traumatique (d'un autre « premier »), une manière de symboliser cela sera un avortement (justifié consciemment par de « bonnes raisons »), ainsi le risque de répétition est annulé à travers un sacrifice symbolique, (mais dans un certain sens, c'est tout de même une répétition). Le suivant sera deuxième pour l'inconscient, il ne sera pas chargé de la même chose.*

Un avortement peut aussi être la répétition d'une mort non résolue dans sa généalogie, répétée symboliquement à notre insu.

C'est pourquoi quand nous comptons notre rang de fratrie, il faut tenir compte des avortements et des fausses couches.

D'autre part, naître après un avortement ou un enfant mort jeune peut impliquer qu'on joue un rôle de compensation, comme si l'on

19. Voir bibliographie.

portait un fantôme (dont l'inconscient se débarrassera en faisant un enfant à son tour).

À ne pas négliger, également, la place que prend un enfant fantasmé, désiré mais non réel, cette place est parfois aussi importante qu'un avortement ou une fausse couche mal intégrée.

Exemple : *« Nuage » était depuis toujours sûre de vouloir quatre enfants, mais le fait que le troisième soit un enfant « porteur d'un handicap » l'a stoppée dans son élan. Le quatrième (jamais conçu) l'accompagne depuis comme un fantôme.*

### Les jumeaux, les triplés, etc.

Dans la gémellité aussi, il y a un ordre de « sortie » donc une place différenciée. Même si le sens symbolique peut être qu'il faut être deux pour une même place.

Il arrive, plus souvent que ce que l'on croit, qu'un embryon jumeau, non viable, soit expulsé, avant ou pendant l'accouchement, et cela que la mère le réalise ou pas. Cela laisse des traces dans l'inconscient, un complexe de survivant (c'est une culpabilité par rapport aux autres morts, comme si le fait de n'avoir pas été « solidaire » avec eux dans la mort m'en rendait responsable...)

### L'enfant unique

Est-il vraiment unique ? A-t-il des demi-frères ou sœurs ? Un frère ou une sœur fantasmée par les parents ? Ou encore a-t-il eu un embryon jumeau passé inaperçu ?

Quelle est la logique de l'inconscient pour faire un enfant unique ?

Est-ce celle de faire un enfant parfait, inégalable, ou quelque chose s'est-il mal passé, ou a tellement déplu, qu'un des deux parents, ou les deux, se sont arrêtés là ? L'un des parents a-t-il été traumatisé par le partage avec des frères et sœurs ? Un traumatisme économique a-t-il produit la croyance qu'il ne faut pas partager pour survivre ?

### L'enquête continue

- Comparez votre place avec la place de vos parents dans leur propre fratrie. Quelle est votre numéro de place dans la fratrie et qu'est-ce que cela signifie pour vos parents par rapport à leur propre histoire et leur propre numéro ? Du ou des quels tenez-vous le plus d'identification inconsciente (même numéro) ?

- À qui avez-vous été comparé petit ?
- Quels outils ou qualités avez-vous développés pour être aimé ? Pour attirer l'attention ? Lesquels avez-vous préféré ne pas développer ?
- Comment définir vos rapports avec les autres, avec la société, vos liens entre frères et sœurs dans l'enfance ?

Étiez-vous :

  - la préférée ? Le rebelle, le grincheux, la docile, le joyeux, la « chouineuse »... ? (Tiens, tiens ! Les rôles se distribuent !)
  - L'intellectuelle ou celle qui se « plante » toujours aux examens !
  - Celui toujours malade ou celle qui serre les dents !

- Y a-t-il beaucoup d'écart (temps) entre vous et le reste de la fratrie ? Une grande différence d'âge entre frère et sœur est vécue comme un rapport parent/enfant sur un mode mineur et annule cette dimension de partage.

Quel est votre métier, votre situation sociale, culturelle ?

Avocat comme papa ou artiste comme mémé ?

Aimez-vous ce métier et vous épanouissez-vous en l'exerçant ?

Ou faites-vous plaisir à quelqu'un d'autre de votre arbre ? Quelqu'un qui aurait été frustré de ne pas faire ce que vous faites et qui se réalise à travers vous ?

Ou faites-vous ce métier pour prouver quelque chose à quelqu'un de votre arbre ?

Montrez que vous êtes capable de ceci ou de cela, que vous n'êtes surtout pas comme ceci ou comme cela ?

**Le prénom**

L'histoire de votre prénom. Eh oui ! Il y a toujours une histoire à découvrir concernant votre prénom... Ce don de vos parents, de vos ancêtres... On vous a donné celui des grands parents, d'un oncle, d'une tante, ce n'est jamais anodin... Cette sonorité que vous entendez chaque jour de votre vie... Le « langage des oiseaux » opère ici aussi *(S'il vit, Re naît, Pas trique, Taire aise, J'eu lien, etc.)*

Les prénoms mixtes (*Claude, Dominique, etc.*) peuvent montrer le désir d'un enfant du sexe opposé. Les prénoms d'anges font souvent référence à un mort dans la généalogie. Les prénoms composés peuvent correspondre à un désir de réparer une séparation, de réunir à nouveau, ou de révéler une double injonction.

Le fantasme de vos parents sur vous peut se lire dans votre prénom, il y a des livres entiers sur ce sujet[20] !

Les autres prénoms aussi : s'il y en a un deuxième, un troisième, ils disent sûrement des choses qu'on n'a pas osé affirmer avec le premier, on vous a peut-être longtemps appelé différemment d'avec votre vrai prénom, ou peut-être avez-vous un surnom ?

Et pourquoi ?

Pour vous infantiliser, pour remplacer quelqu'un ?

20. Voir bibliographie, Paola del Castillo.

# E...T ENCORE...

## La magie est à chaque pas...

Après cette enquête au cœur de vos racines.
Après ce jeu de recherche intérieure.
Après avoir longé les fils, les liens de cette immense toile familiale
Après avoir, tels des fourmis, amassé des trésors
d'anecdotes et soulevé quelques questions.
Vous voici prêts pour les retrouvailles...
Toujours riches en émotions.
Faire la paix avec soi, avec son arbre.
Il s'agit d'un jeu collectif à partager.
On l'appelle constellation.

*J'écoute*
*J'entends*
*Je regarde*
*J'observe*

*J'apprends à recontacter en moi ces instants.*
*Mes cellules savent, elles ont tout mémorisé*
*et n'attendent que cette autorisation pour livrer*
*ces tranches d'histoire parfois si difficiles à contacter.*

*Douleurs, larmes, rires...*

*Au terme de ces voyages intérieurs, j'ai créé en moi,*
*dans un corps tendu, recroquevillé (non incarné),*
*de l'espace pour y installer du ressenti comme une*
*vibration nouvelle chargée de bon, de nouveau, de justesse.*

*Déprogrammer, reprogrammer...*

*Magie d'un travail, d'une envie, de rencontres...*

***ET PLUS ENCORE.***

## Chapitre II

# LA CONSTELLATION FAMILIALE EST UN JE

*« Au rythme des saisons*
*ses feuilles naissent et meurent,*
*mais l'arbre demeure. »*

Je vais vous parler maintenant de quelque chose qui me paraît extraordinairement prometteur et dont je ne vois pas encore les limites.

La psychogénéalogie nous apprend que, pour notre inconscient, le temps n'est pas linéaire mais cyclique.

Elle nous apprend aussi que notre arbre généalogique est quelque chose de vivant qui nous habite, nous structure. C'est-à-dire que ma mémoire associe mon « histoire » généalogique à certaines sensations corporelles et à certaines régions anatomiques[1]: c'est ma mémoire corporelle. Elle existe chez tout le monde, c'est le même principe qu'une somatisation mais à bas bruit, à la lisière de la conscience physique (une somatisation franche et durable, c'est quand cette mémoire hurle).

*Exemple : une femme qui souffre de maux de tête se rend compte qu'ils arrivent chaque fois qu'est évoqué le mot ou la*

1. Ce sont des zones anatomiques de prédilection, comme si par exemple mon père se manifestait dans mon épaule alors qu'une arrière grand-mère sommeille dans mon genou.

*notion de frère. On peut dire, en faisant un raccourci, que son frère la hante, qu'il « habite » dans sa tête.*

Les constellations familiales prennent la suite de la psychogénéalogie et nous apprennent que l'espace qui nous entoure est chargé de ce temps, de ces cycles, que cet arbre généalogique est aussi vivant *en dehors de nous*, dans l'espace qui nous entoure, il forme alors un *champ*.

En constellation, on expérimente ce champ, on rejoint même un champ plus grand, celui de l'ensemble des arbres généalogiques, celui de l'arbre de l'humanité, celui de l'inconscient collectif.

**L'inconscient collectif n'est rien d'autre que le champ créé par tous les arbres généalogiques !**

L'inconscient nous tend des perches qui s'apparentent à la « magie ».

*Exemple : « Jeune Forêt », au cours de ses recherches généalogiques, découvre dans le cimetière familial la tombe d'un enfant caché, elle y lit son nom, ses dates de naissance et de mort. Forte de cette découverte, elle la confronte à la famille qui lui confirme l'existence de ce secret.*

*Ceci libère Jeune Forêt d'un fardeau qu'elle portait depuis la naissance.*

*Mais, pirouette du destin, Jeune Forêt s'aperçoit ensuite qu'elle s'est « trompée », cette tombe qu'elle a cru voir n'a jamais existé ! Elle a dû « confondre » avec une autre. Et pourtant le secret qu'elle a découvert est, lui, bel et bien réel, confirmé par la suite ! L'inconscient lui a tendu une belle perche.*

Les constellations familiales sont pleines de ces messages de l'inconscient. Beaucoup de phénomènes y sont encore inexplicables, ils sont pourtant patents ! Il est donc possible et souhaitable d'aller beaucoup plus loin que de simples jeux de rôles du genre « mets toi là ! et dis lui ça ! » Comme je l'ai vu faire parfois, et qui sont appelés abusivement « constellations familiales » !

L'évolution passionnante par rapport à la psychogénéalogie, c'est que le thérapeute n'est plus aussi central, ses intuitions sont partagées dans le champ et chacun peut expérimenter le fait de « deviner », de « sentir » une situation. Et sentir concrètement comment chaque individu du système peut être un thérapeute pour l'autre[2].

La constellation familiale peut accessoirement éviter un travail intellectuel avec des recherches difficiles et parfois fastidieuses sur son arbre, les informations sont alors données directement par le champ, l'inconscient collectif[3].

Voici donc un petit chapitre pour montrer l'état d'une terre en friche, pleine de promesses et de possibles, et surtout pour partager le goût d'en faire quelque chose.

**Les constellations familiales font suite à la psychogénéalogie, elles ajoutent à sa dimension temporelle la dimension spatiale, à sa notion de cycle celle de *champ*.**

## Qu'est-ce qu'une constellation familiale ?

C'est tout simplement votre arbre généalogique représenté dans l'espace, grandeur nature, à l'aide de « figurants ».

La personne qui fait une constellation choisit au hasard parmi les stagiaires présents ceux qui vont représenter les personnages de son arbre, morts et vivants mélangés. Elle place ensuite ces « figurants » dans l'espace, là où son instinct le lui dicte. Et nous avons là, telle une crèche vivante, une représentation vivante d'un arbre généalogique : une «constellation » ; une sorte de pièce de théâtre montrant dans l'espace les liens familiaux.

C'est aussi une manière de travailler les liens transgénérationnels *in situ*, à chaud.

De même qu'une manière de sortir à l'extérieur (de visualiser concrètement) son espace intérieur, *si nous admettons que nous sommes « habités » par notre arbre, et que notre inconscient est structuré de manière spatiale*, la constellation permet d'extérioriser cette structure.

2. Avec les risques que cela comporte, il ne s'agit pas non plus d'improviser tout le monde thérapeute, mais plutôt de retrouver la confiance en son intuition.

3. Elle peut aussi éviter les délires projectifs de certains thérapeutes, ceux qui utilisent des recettes sans les mettre en doute, car l'effet de champ, l'effet du groupe, est régulateur.

## Constellations, témoignage

*C'est un jeu... Comme une pièce de théâtre, un film... qui commence par un* « casting », *une distribution des rôles !*

*Il y a celui ou celle qui « va faire son arbre » et qui nous demande de jouer les personnages qui composent son environnement familial, ses proches, tous ceux qui comptent pour lui, pour elle !*

*Éric (le thérapeute) pas loin !*

*Et les autres ! Nous ! Moi, assise en face !*

*— Veux-tu bien être mon grand-père Joseph...*

*— Oui, je veux bien être ton grand père Joseph...*

*Ça y est ! J'entre en scène,* dans le champ...

*Puis, selon les circonstances, la personne qui « fait son arbre » me désigne une place, parfois je la cherche, je propose...*

*J'essaie d'être disponible, ouverte, à l'écoute de ce qui se passe en moi : au plus près des ressentis, des émotions... Il s'agit d'un travail en commun, j'observe les personnes qui m'entourent, ce qui s'éveille en moi à leur contact selon ce qui se passe, ce qui me lie à eux !*

*Lors de mes premières constellations, j'ai éprouvé des sentiments ambivalents, parfois contradictoires, de la surprise, de l'excitation, du scepticisme et des doutes aussi !*

*— Qu'est-ce qui se passe ?*

*Je ressens des sensations physiques, des émotions ?*

*— Est-ce à moi ? Est-ce à l'autre ?*

*— Est-ce à moi et aussi à l'autre ?*

*Toujours la tête et le mental qui s'en mêlent ! Qui cherchent à analyser, à décrypter... À mettre de la distance, les résistances qui se dévoilent... La peur qui émerge ! Ne pas trop réfléchir surtout ! Être à l'écoute, laisser faire, oser, laisser l'intuition me guider, jouer !*

*La palette des ressentis physiques est très étendue : chaleur, froid, douleurs, tensions musculaires, vertiges, nausées, douleurs de ventre, tremblements, tous ces maux qui sont là... Pas encore la parole, les mots... les maux cherchent leurs mots !*

*Le désir vers... pour...*

*Toute la palette des émotions aussi !*

*Dans leur simple expression, plus ou moins intense !*

*La peur, la colère, la douleur, la tristesse, souvent la joie, l'amour, et quand il est là, souvent après bien des péripéties, des rebondissements, c'est si bon !*

*Des émotions plus complexes : honte, culpabilité, haine, jalousie... Les pensées, les images qui circulent, la parole, les mots qui se donnent et qui accompagnent les retrouvailles, les mains qui se touchent, les étreintes... se retrouver enfin !*

*Et chaque fois, la voix d'Éric, le thérapeute, calme et rassurante qui accompagne, encourage...*

*— Qu'est-ce que tu ressens ?*

*— Je sais pas... Je sais plus...*

*Il est difficile de répondre à cette question, depuis le temps où je n'écoute pas ou plus ce ressenti ! Tout un chemin à redécouvrir... Laisser venir... Lâcher prise... Laisser aller, revenir au tout début, aux sensations simples !*

*— De quoi aurais-tu besoin ?*

*Quelles sont tes ressources... dans ton arbre, dans ton histoire, dans tes rencontres, dans ta famille ?*

*— Va les chercher... Vas-y !*

*La voix du thérapeute, qui répète parfois ce qui vient d'être dit comme un écho, comme un miroir !*

*La main qui se pose ! L'énergie transmise pour aller un peu plus loin ; vers une situation plus apaisée, pour soi et pour les autres !*

*La main qui pousse vers, qui encourage... allez, j'y vais, je me lance !*

*J'ai vécu parfois des instants très forts où le partage des ressources communes du groupe permettait une transformation, une réparation importante pour l'arbre ! Dans une situation bloquée, nouée !...*

*La circulation d'énergie se rétablit, le champ s'élargit... Comme le vent dans les branches... Le chant des oiseaux... Le mouvement, la chaleur de la vie ! Les possibles qui se révèlent !*

# La Constellation ou l'espace psycho-affectif

Pour ceux qui n'en ont jamais pratiqué, voilà exactement le déroulement : imaginez que l'on vous demande de choisir une place dans l'espace où vous vous sentez bien, et de cette place, vous demandez aux participants de se placer autour de vous en fonction du rôle familial qu'ils vont jouer.

Nous verrons d'ailleurs qu'il n'y a pas que le système familial qui puisse être constellé, dans d'autres cas, les figurants, au lieu de jouer un membre de la famille, représenteront un organe, un mot, un caractère, un secteur d'activité, etc. en fonction du système choisi.

Tout se passe de manière ritualisée, en verbalisant clairement les demandes (« *Veux-tu bien être pendant la durée de l'exercice ma grand-mère Mireille ?* ») de manière à enrôler complètement l'inconscient de part et d'autre et donner toute son importance à l'engagement. Le rituel parle à l'inconscient, l'engagement lui donne son carburant. (« *Oui, je veux bien être pendant la durée de l'exercice ta grand-mère Mireille !* »)

Il est important bien sûr de respecter ce que nous sentons : chacun accepte **ou pas** de rentrer dans le rôle qu'on lui propose, en écoutant son cœur, en conscience.

À partir de là, avec une chose aussi simple, nous allons de découverte en découverte...

Avec le temps, progressivement, pour ne pas dire à tâtons, je suis passé par trois étapes, qui s'entremêlent en réalité et que je developpe par la suite.

Les voici :

- **Première étape :** la richesse des jeux de miroirs ou projections ;
- **Deuxième étape :** la pêche aux informations cachées ;
- **Troisième étape :** la guérison par l'autre ou l'acupuncture symbolique.

C'est cette troisième étape qui, il me semble, amène une différence avec ce que je crois savoir aujourd'hui des constellations de Bert Hellinger. Cette troisième étape donnera naissance aux constellations décentrées ou « constellations totales ».

# La richesse des jeux de miroirs ou projections

Je remarque en pratique deux choses :
- le hasard n'existe pas quant aux places choisies,
- le hasard n'existe pas quant aux personnes choisies.

## Le hasard n'existe pas quant aux places choisies

On appelle « espace intérieur » le monde symbolique intime que « nous trimbalons » partout avec nous, il a une structure spatiale et les « objets » qui le constituent y ont une place bien spécifique. En laissant le choix aux figurants de se positionner comme ils veulent, nous nous apercevons très vite qu'ils s'orientent de manière à ce que l'environnement, **leur espace extérieur** (fenêtres, miroirs, ombres, distance aux autres, etc.) **coïncide avec leur espace intérieur** (l'espace psycho-affectif).

En prêtant une grande attention à ce phénomène, le thérapeute « charge », « densifie » l'espace, il lui donne sa dimension « psycho-affective ». Le groupe vit alors cet espace comme quelque chose de riche et de vivant, qui véhicule des informations pertinentes sur nos univers intérieurs.

L'espace est alors **psycho-actif** ! On appellera plutôt cet espace un « champ » pour rendre compte de son côté vivant, actif. Il s'y passe alors des choses inhabituelles.

En fait, rien n'a réellement changé, il s'agit seulement d'une mise en lumière de quelque chose qui passe inaperçu le reste du temps; je ne crois pas que ce « champ » apparaisse ou disparaisse, mais plutôt que nous y sommes sensibles ou insensibles selon les circonstances.

Il existe quelques méthodes en psychologie qui demandent au patient de représenter son problème par un dessin ; on considère ce dessin comme la projection, sur le papier, de l'espace intérieur du patient. On pourra ensuite « arranger » et restructurer cet espace intérieur en aidant le patient à transformer son dessin. Une fois son espace intérieur structuré différemment, de nouvelles solutions à son problème apparaissent. Quand nous voyons l'efficacité thérapeutique de la projection de l'espace intérieur du patient sur un dessin, nous nous doutons bien de la puissance thérapeutique qu'il peut y avoir à travailler directement dans cet espace sans le projeter sur une feuille de papier, de passer de deux dimensions à trois, d'une nature morte à une représentation corporelle, grâce aux constellations.

Nous nous apercevons alors, que ce travail déborde naturellement sur le quotidien, la constellation va révéler notre structure quotidienne.

*Exemple : « Bec d'aigle » qui visiblement place à sa gauche tout ce qui est lourd et effrayant, et ne s'occupe que des personnages à sa droite pendant la constellation, va s'apercevoir qu'il en est de même dans sa vie quotidienne : elle n'appréhende les gens que par la droite. Très concrètement, elle s'aperçoit qu'elle a le tic de se mettre de trois quarts dans toutes ses relations pour « mettre » les autres à droite (région sécurisante), ou plutôt pour éviter de les sentir à gauche ( lieu associé à une grande terreur refoulée comme on le verra plus tard). Le travail sur cette structure de l'espace psycho-affectif a bien sûr débordé dans sa vie quotidienne car par la suite, à chaque instant elle, pouvait choisir consciemment de garder les « gens » à droite, ou centrés ou…*

La place assignée à chaque personnage de la constellation ne doit donc rien au hasard, elle est l'exact reflet de la place qui lui correspond dans l'espace intérieur de la personne constellée (surtout si elle est placée « au hasard », sans préméditation, ni logique).

Pour « preuve », dès qu'un personnage change de place ou ne respecte pas la place qui lui est assignée, on observe très souvent un changement net d'état physique et émotionnel de la personne constellée, voire même des autres figurants…

La fonction de la constellation est d'arriver à remettre chacun à sa juste place, dans la logique de ce que nous avons vu en psychogénéalogie : chaque personnage devant respecter la place et l'étage auquel il appartient.

## Le hasard n'existe pas quant aux personnes choisies

L'inconscient capte une foule d'informations sur la personne qu'il va choisir, des informations sur sa structure interne, donc sur son arbre généalogique. La personne est alors choisie en fonction de sa résonance avec le rôle qui lui est attribué, et ceci avec une justesse parfois déroutante. En effet, quelle surprise pour chaque participant de voir le peu de place laissé au hasard dans le choix des figurants.

« Comme par hasard », on apprend que ce figurant qui doit jouer le rôle d'un père mort trop tôt a eu exactement la même histoire avec son propre père. Qu'une autre, choisie pour jouer une grand-mère étouffante, cherche justement à résoudre ce problème avec ses enfants...

Si au cours de la constellation chaque figurant peut si bien jouer et même « improviser » son rôle, c'est que ce rôle correspond bien à une partie sinon de son vécu, au moins de son histoire. Il a été « repéré » par l'inconscient et choisi pour cela.

Comme nous ne sommes, apparemment, jamais choisis par hasard, **il n'est donc pas nécessaire de donner beaucoup d'information verbale sur le personnage que nous allons jouer**[4], il va correspondre... l'inconscient du constellé en sait déjà bien assez sur le vécu des autres grâce à la communication non verbale.

Il faut aussi parler d'une étrange synergie trouvée dans les groupes : le rassemblement autour d'une même problématique. Tout groupe constitué s'oriente dans une même direction : le dénominateur commun du groupe. Par exemple, un groupe entier va être en résonance avec le travail de deuil, alors qu'un autre sera globalement dans un travail par rapport au père. C'est cette capacité de l'inconscient à « connaître » l'autre, se connaître les uns les autres, et à « choisir » dans un fond commun l'expérience à partager.

4. Voir les constellations anonymes, page 71.

## La pêche aux informations cachées

*« Le travail de figurant en constellation permet de changer de point de vue. Dans certaines constellations, le personnage que je joue permet de me relier à une personne de mon arbre... Pas forcément pour résoudre une situation ou une problématique mais pour sentir ce que ce personnage éprouve, pour me mettre en empathie... et mieux le comprendre. Cette première étape a un impact dans la réalité. Elle facilite les rencontres, les mises à jour de secrets, les débuts de résolution... »*

Nous nous apercevons vite qu'avec un bon travail préliminaire, les « figurants » arrivent à s'immerger dans l'arbre de la personne, l'arbre devenant une entité réelle, vivante, dont ils se sentent un élément. C'est un travail axé sur le ressenti. Quelque chose de plus grand que la somme des « inconscients » de chacun devient palpable. Chacun peut se sentir en résonance avec le groupe et puiser dans cet inconscient collectif.

Les participants ont alors la surprise d'être récepteurs de pensées, de sensations et d'émotions inattendues, avec le sentiment que « cela » ne leur appartient pas. Ils ont alors accès à de multiples informations : sur leur rôle, sur les relations et les évènements dans l'arbre généalogique, voir même sur des secrets de famille. Au début, ces informations sont délicates à gérer et demandent un peu d'expérience pour savoir quoi faire de ce cadeau parfois encombrant et en tout cas surprenant. Les participants immergés dans ce champ, reliés entre eux par celui-ci, sont finalement « informés », « habités », par une sorte d'inconscient collectif. Comme dans la Communication Facilitée de A.M. Vexiau[5], l'information y circule d'esprit à esprit.

Je sais que c'est difficile à croire et que je prends le risque de passer pour un « doux dingue », mais c'est là aussi la beauté des constellations, c'est qu'il suffit d'essayer, elles ne demandent pas de croyance particulière avant de commencer. Qui d'ailleurs n'a pas été sceptique avant de commencer une constellation ?

En dehors de l'intérêt pour une résolution personnelle, la constellation, par son côté démonstratif, change les mentalités et ouvre à cette dimension où tout est relié. Ce n'est pas le moindre des

5. Pour une explication de la C.F, voir page 85.

cadeaux que nous offre là cette « technique », celui de nous relier à ce qu'il peut y avoir de plus grand en nous. Ceci implique une façon différente d'envisager la vie.

Il ne s'agit pas d'un travail actif comme d'aller à la chasse à l'information, il s'agit au contraire d'un travail **réceptif** : se laisser immerger par quelque chose qui est déjà là et qui n'attend que d'être révélé. Le travail du pêcheur est de savoir ne rien faire, juste s'ouvrir et écouter ce que lui raconte le fil de sa canne à pêche.

Exemples :

— Un figurant dit : *Depuis que je suis dans le rôle du grand-père, je suis oppressé, je n'arrive pas bien à respirer.* » Le sujet répond : « *C'est vrai, mon grand-père avait une grave maladie pulmonaire.*

— Un autre dit : *Dans le rôle de la mère, je me sens en colère et j'ai presque envie de frapper mon voisin de gauche qui représente mon frère, j'ai l'impression qu'il empiète sur mon espace.*

— *C'est exactement ça, ma mère était jalouse de son frère, c'est pour ça qu'elle m'a séparée de mes cousins,* lui répond la personne constellée.

Dans une recherche particulière, sans informer les « figurants » de son état, une patiente fait sa constellation. Brusquement, quelqu'un verbalise « *J'ai de plus en plus mal à la tête, c'est à gauche !* », et une autre personne de la lignée « *Moi aussi !* », et encore une autre. Je peux alors remonter le fil nettement jusqu'aux grands-parents pour retrouver l'origine de cet état. Cette patiente souffrait d'une tumeur au cerveau gauche. La constellation a permis d'établir une relation entre cette maladie et la peur de la grand-mère de devenir folle.

Cette facette des constellations est très surprenante pour les débutants, elle a un côté magique, de l'ordre de la révélation.

Dans ce genre de travail où le thérapeute essaie d'intervenir le moins possible afin de laisser émerger ce qui appartient au groupe, le travail préliminaire reste primordial, surtout dans les multi-constellations. Cette préparation est utile pour éviter de s'emmêler entre les projections des uns et des autres. Ce qui, cela dit en passant, est de toute façon plus ou moins inévitable, en tant que thérapeute je ne peux que le minimiser et surtout le relativiser.

# La guérison par l'autre ou l'acupuncture symbolique

**Si je considère la constellation comme un système cohérent, formant une espèce de corps, pourquoi ne pas lui appliquer les lois de l'acupuncture applicables au corps humain ?**

L'acupuncture considère, depuis des milliers d'années, que les pensées, les émotions, les comportements, les sensations physiques, les maladies sont simplement différentes manifestations, à différents niveaux, d'un même état d'équilibre. Elles sont reliées dans le système corporel.

La pratique de l'énergétique[6] a influencé mon approche des constellations. Les lois énergétiques qui régissent l'équilibre et la guérison à l'intérieur d'un corps humain peuvent y être utilisées : en les adaptant au corps généalogique, au cours de la constellation, en considérant chaque participant comme une petite partie, voire un organe, de tout ce « corps[7]».

Cette vision holistique implique de respecter l'écologie du système. Si nous voulons soigner un organe, il faut finalement soigner son rapport avec tous les autres organes. Et même, le fait de soigner *un autre* organe fera (par ricochet, par sympathie) du bien à l'organe de départ. Un acupuncteur sait qu'avant d'aider un organe ou une fonction déficiente, il est souvent nécessaire d'en débloquer ou d'en soutenir un ou plusieurs autres. En thérapie énergétique, nous ne pouvons pas rester exclusivement centrés sur le symptôme ou la fonction atteinte, nous ne pouvons pas négliger l'état du reste, de toutes les autres fonctions, sous peine de tronquer la guérison.

Dans une constellation, le soin donné aux « figurants », « les autres », ceux qui ne sont pas constellés, est vraiment un signe de respect de l'écologie du système. Peut-être, pour une simple prise de conscience, pourrais-je rester centré sur celui qui constelle et négliger les soins possibles sur les figurants, mais pour une transformation plus énergétique, je me suis vite aperçu qu'il fallait changer

6. Mot fourre-tout pour désigner toute thérapie utilisant la notion d'énergie (acupuncture, magnétisme, Chi Cong, etc.)

7. Voir acupuncture symbolique. Voir annexe II.

de centre (de « constellé ») en cours de route, le temps par exemple de « débloquer » un figurant.

Il s'agit surtout de changer le statut des figurants, tous pouvant devenir un centre, la différence entre constellé et figurant disparaît alors peu à peu.

Petit à petit, l'importance du soin donné aux « figurants » est donc devenue prépondérante dans ma pratique. Et les centres se multipliant, avec le respect de tous ces centres, j'aboutis alors paradoxalement à une sorte de *décentrage*. **Aujourd'hui, ce n'est plus une thérapie centrée sur la personne, mais une thérapie *décentrée* sur un « champ » plus collectif, c'est ce que j'oserai appeler une thérapie de « champ ».**

C'est comme cela que sont nées les transconstellations[8] (constellations de certains « figurants » en même temps que celle du sujet), les constellations totales[9] où tout le monde est à la fois sujet et figurant, et les co-stellations[10] (règles énergétiques appliquées au groupe).

**Quand j'appréhende la constellation comme une entité cohérente, un corps, dont je veux soigner « l'énergie », la concentration et la transformation requises se situent au niveau de la *sensation corporelle*.**

D'après mon expérience et mes « croyances », une vraie guérison doit passer par le corps (sensations physiques) en plus de la compréhension intellectuelle.

Le triptyque d'une évolution réussie est : **compréhension – sensation – action**.

Une compréhension peut rester au niveau intellectuel ou descendre plus profondément en nous, au niveau du cœur et des émotions, et/ou encore au niveau le plus profond, celui du corps et des sensations[11]. La boucle est bouclée quand ce ressenti nous fait **agir** de manière différente[12].

Classiquement, le thérapeute met en situation et provoque une prise de conscience à travers ce que disent et font les personnages. Je suis persuadé que cette prise de conscience, pour être efficace,

8. Voir *trans-constellations,* p.74.

9. Voir *constellations totales,* p.76.

10. Voir *différentes constellations,* p.71.

11. Analogie avec les quatre « étages » symboliques.

12. L'intégration, le changement par l'action, c'est aussi le rôle des actes « psychomagiques » Voir chapitre IV.

doit être corporelle. Si, suite à un travail en constellation, la personne est soulagée, qu'elle comprend mieux les tenants et les aboutissants de son histoire mais qu'elle a les mêmes sensations physiques qu'au départ, je considère que le changement n'a pas eu lieu.

> *Ce que tu ne comprendras pas dans ton corps,*
> *tu ne le comprendras nulle part ailleurs.*
>
> Upanishad

À tout stimulus, comme le placement des figurants, correspond un ressenti précis. **La réponse du corps est celle de l'inconscient, une part de son langage**. Nous avons rarement conscience de cette réponse et en constellation nous apprenons à l'écouter.

**Un vrai changement est concrètement vérifié quand pour un même stimulus le ressenti est différent, quand pour la même question, la réponse est corporellement différente**. Plus le ressenti devient agréable, plus je considère le changement positif.

Je peux introduire les informations sur l'arbre et prendre le temps d'en faire une analyse pertinente, ou rester minimaliste pour éviter les *a priori* et les constructions trop intellectuelles. Dans tous les cas, les mots seront quand même là pour appuyer le ressenti. La verbalisation des figurants peut aller de la répétition de phrases pleines de force et de sens, trouvées et codifiées par Bert Hellinger, à laisser l'inspiration créatrice du moment et du personnage s'exprimer de manière unique, comme le ferait Alexandro Jodorowsky.

On a, bien sûr, besoin de comprendre, mais là n'est pas vraiment le plus important. Comprendre ne sera toujours qu'une description, une approximation de la réalité. La première réalité, avant toute adaptation, reste la perception de la sensation. C'est pourquoi l'intervention du thérapeute doit être légère et laisser les corps[13] ressentir, pour laisser cette première réalité, d'avant l'intellect, nous guider.

13. Le corps exprime sans cesse notre réalité intérieure, pas seulement dans les extrêmes comme la maladie. Nous sommes construits en strates, comme des couches d'oignons composées de différentes mémoires corporelles. Et dans les phases de la constellation on « descend » dans ces mémoires peu à peu, doucement mais sûrement.
Par exemple, si une personne dit qu'elle « ne sent rien » et qu'elle a les mâchoires crispées, on privilégie l'information corporelle et on peut supposer que le fait de ne rien ressentir agit comme une protection. Les mâchoires crispées sont le signe d'une émotion refoulée, la colère par exemple. À l'origine de cette émotion refoulée, il y a une blessure, la douleur

# Différentes constellations, différentes expérimentations

Voici un panorama, incomplet, de ce qu'il est possible de faire.

Les constellations sont séparées en chapitres par commodité, pour plus de lisibilité, mais la plupart du temps elles fusionnent dans une même séance, en fonction des besoins.

La liste des expériences, « à la Prévert », est là pour vous montrer qu'il est possible de consteller vraiment toutes sortes de « systèmes ».

## Constellation « normale »

Quelqu'un est choisi pour faire sa constellation. Ce que j'appelle « casting » consiste ensuite à ce que cette personne choisisse ses figurants parmi les autres participants. Chaque « figurant » est choisi pour jouer un personnage qui a un rapport avec la situation qu'on veut travailler.

*Exemple : Pour un problème de divorce : « Vent du désert » choisit de faire représenter sa femme, ses deux enfants et l'homme avec qui sa femme veut refaire sa vie.*

Ensuite, on travaille sur les ressentis et les places de chacun jusqu'à ce qu'une résolution émerge pour celui qui a été choisi pour faire sa constellation.

## Constellation anonyme

Dans cette expérience, il s'agit de travailler sans que la personne constellée ne donne **aucune** information.

d'un besoin primordial non satisfait... Souvent, il s'agit d'un besoin d'amour, de reconnaissance, de respect ou de protection.
C'est à cette étape de la constellation que l'on va *re-nourrir* ce besoin « corporellement », « sensoriellement », de manière à laisser une empreinte durable dans l'inconscient. Dans notre vie de tous les jours, on n'a pas accès à cette couche profonde, vu que la blessure réactivée fait office d'écran, de rempart.

Par exemple, la personne constellée place les personnages de son arbre dans le silence le plus complet, sans leur donner d'indication, ne serait-ce que sur le sexe ou le prénom du personnage.

J'ai même été jusqu'à laisser le hasard tout choisir : la personne constellée représente sur des bouts de papier chaque personnage de son arbre par un signe simple ou un numéro ; ensuite chaque figurant pioche au hasard un papier et avant de choisir lui-même sa place, il le montre au constellé pour que ce dernier soit le seul à savoir qui est qui. La constellation commence donc dans l'anonymat le plus total. Ce n'est même pas le constellé qui assigne les rôles et les places. Les figurants ne savent pas non plus le rôle des autres, ceci évite l'intervention de préjugés, de toute interprétation ou construction intellectuelle. Et pourtant, malgré un démarrage plus difficile, la constellation finit souvent par « parler » vraiment au constellé, sans que les figurants ne comprennent rien à ce qui se passe réellement, vu qu'ils ne savent rien de ce qu'ils sont sensés représenter.

L'intérêt de cette expérience est de confirmer la présence d'un « champ qui sait » sur lequel nous n'avons pas encore d'explication rationnelle. Mais le fait que seul le constellé comprenne ce qui se passe est gênant[14], la constellation reste centrée sur lui ce qui « ralentit » le processus. Comme les figurants ne connaissent pas leur place, ils ne peuvent pas se relier consciemment à un travail dans leur propre arbre, ce qui s'est avéré beaucoup moins intéressant même de l'avis du constellé. Cette expérience, en dehors du côté édifiant, m'a confirmé l'importance de l'implication de tous, de tous les arbres. Un figurant passif, récepteur d'informations c'est bien, mais c'est encore mieux s'il peut être actif et apporter la richesse de son propre arbre.

## Constellation professionnelle

Dans ce cas, c'est le système du travail que nous jouons avec ses propres places au lieu de celles du système familial. Nous pouvons même représenter la structure d'une entreprise, en faisant jouer ses différents secteurs par des figurants (constellations structurelles, constellations d'organisation). Mais il suffit de creuser un peu pour

14. Sauf dans le cas où le constellé ne tient pas à ce que les autres soient au courant de son histoire.

s'apercevoir, comme dans la constellation d'une phrase[15], que la famille n'est pas loin et que derrière tel responsable ou tel secteur de travail se cache une projection familiale. C'est pourquoi leur pratique est utile d'un point de vue purement fonctionnel, elle sert à huiler des mécanismes et des structures, à les décoder, à trouver des solutions respectant l'écologie du système, mais n'atteint pas le niveau de profondeur d'une constellation familiale.

## Constellation d'une maladie

Chaque figurant joue soit un organe, soit une fonction corporelle du consultant, soit la maladie elle même. Dans ce type de constellation, le sens de la maladie peut venir comme une évidence. Non seulement le sens, mais aussi les stratégies de guérison, toujours à travers les ressentis et les sensations physiques des participants.

## Constellation des différents « moi »

Tous les figurants ne jouent que des parties, des facettes de la personnalité de celui qui fait sa constellation.

Il est passionnant de voir comment s'harmonisent les différents cotés de ma personnalité, tous joués par des participants. Cela permet de travailler de manière dynamique les rapports de force entre mes différentes facettes. Cela peut aussi être fait avec différentes pensées, différents états émotionnels, différentes pulsions ou différents états corporels qui m'habitent.

Pour les morcellements, les fractures importantes dans l'histoire d'une vie, il est riche de remettre en contact les différents « moi » à différentes époques, surtout avant et après ces fractures. Cela donne des figurants qui tous représentent le constellé, mais à des âges différents.

Imaginez ce que vous « adolescent » pouvait communiquer à vous « adulte », ou encore à vous « nouveau-né ». C'est une expérience très structurante, qui sert souvent à « recoller les morceaux ».

*Je me souviens du cas d'un comportement bipolaire : dans ses relations, la personne passait d'une confiance aveugle à la pire des*

15. Voir description page suivante.

*jalousies. La constellation de ces deux comportements a permis de faire émerger la troisième force qui pouvait les équilibrer.*

## Constellations d'une phrase

Il est intéressant de faire une constellation autour d'une problématique quotidienne résumée verbalement. Il suffit de trouver la phrase exacte qui résonne en nous, la croyance verbalisée avec précision, par exemple : « *j'ai du mal à me lever le matin* » ; « *personne ne s'intéresse à moi* »... etc.

La phrase est découpée en séquences, en mots, représentés chacun par un figurant, et tout comme dans une constellation familiale... les ressentis, les émotions guident, enrichissent le travail... Ce sont souvent des constellations riches en rebondissements. Car ces problématiques quotidiennes renvoient à des situations présentes dans nos arbres, voire à des injonctions transgénérationnelles. Derrière des mots tout simples se cachent des histoires beaucoup moins simples !

Ce travail permet d'aborder les situations de manière très concrète et de dévoiler rapidement la charge et l'histoire qui se cachent derrière une phrase[16].

J'en profite pour préciser qu'un travail sur une phrase, des mots, peut n'avoir rien de verbal, mais avoir directement à faire avec les sensations associées.

## Trans-constellations familiales

En pratique thérapeutique, on remarque que le figurant a été choisi parce qu'il a les mêmes blocages que le personnage qu'il représente.

Les réactions à ce blocage varient et changent en fonction des ressources du figurant. Il apporte donc sa couleur personnelle à l'édifice. Plus cette couleur est éclatante, plus les autres peuvent en profiter. Dans une constellation, nous pouvons parler de partage souterrain de ressources : les ressources personnelles de celui

16. C'est souvent une phrase répétée et répétée, mais pas toujours très consciemment. *(Voir les exemples de constellations associées à la carte III)* .

qui joue un personnage servent à débloquer les nœuds de l'arbre généalogique de celui qui a choisi le personnage.

Ce qui revient à dire que non seulement un « figurant » de la constellation a été choisi pour sa capacité à recevoir certaines informations, mais de plus, qu'il a les solutions en lui pour répondre à cette problématique... En travaillant sur ce qu'il ressent à cette place, il aide concrètement à solutionner les problèmes de l'arbre généalogique.

Ce qui m'amène souvent à demander à des figurants d'« appeler » à leur tour les figurants dont ils ont besoin pour aller mieux, des personnages de **leur** arbre, de faire leur propre constellation afin de lever les blocages dans lesquels ils sont.

**Ces blocages sont travaillés à deux niveaux, car ils appartiennent à la fois à la personne qui les a choisis au départ (le « constellé »), et à eux-mêmes (les « figurants »)** .

Ce qui fait petit à petit cohabiter et travailler plusieurs arbres ou « bouts d'arbres », avec comme fil directeur la résolution de l'arbre de départ.

**Cela devient une arborescence ! Plus un arbre, mais une vraie forêt !**

Une arborescence : chaque branche travaillant « dans son coin » pour le bien commun.

Il arrive que dans la même constellation un petit groupe de personnes soit pris de fou rire alors qu'une autre partie est en larmes, sans que cela gêne le processus. C'est donc le mélange de plusieurs arbres dans un même espace, mais fédérés, au service de l'arbre de départ.

L'expérience montre clairement que pour chaque arbre « secondaire » créé, qui permet de « libérer » un figurant, la situation générale, celle de l'arbre de départ se débloque et s'éclaircit de manière considérable. C'est d'ailleurs cette expérience qui m'a donné la direction et donné l'envie de progresser dans cette voie.

Il arrive donc que j'aie à conduire en simultané plusieurs[17] constellations (la plupart du temps entre deux et quatre), les spectateurs assistent alors à l'impact évident qu'elles ont les unes sur les autres,

17. Ce qui, soit dit en passant, solutionne le problème que se posent certains thérapeutes : comment dans un même stage gérer le fait que tout le monde ne puisse faire sa constellation faute de temps ? Ici plusieurs constellations sont faites en même temps, en synergie, tout le monde « travaille ».

par effet rebond, ainsi bien sûr que sur une résolution générale de toute la constellation. Tous les participants apprennent corporellement, émotionnellement, que **se faire du bien et faire du bien à l'autre peuvent être une seule et même chose**.

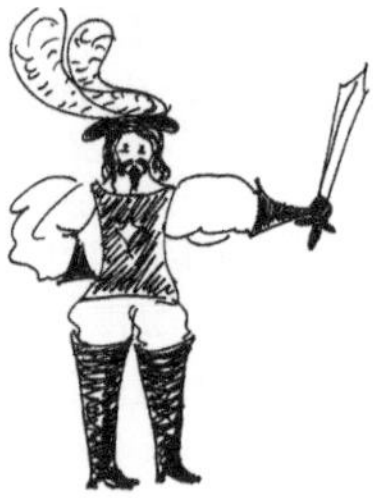

« Tous pour un et un pour tous ! »

*« Quand j'assiste à une trans-constellation, on dirait une rivière qui, pour arriver à son but, doit se dévier légèrement de sa pente naturelle, en fonction du terrain, obligée de passer par d'autres arbres, d'autres figurants, d'autres histoires, pour, en douceur, arriver à la mer. »*

## Multi-constellation, constellation totale

Il s'agit d'un exercice de voltige d'une grande puissance, que nous pratiquons dans les stages avancés ou les ateliers de recherche, car il demande une grande qualité de présence de la part des participants.

C'est jouer totalement la carte de « l'effet de champ ».

Il s'agit pour chaque individu du groupe d'être à la fois dans la projection de son arbre sur les autres et en même temps support de projection pour **tous** les autres participants...

Imaginez qu'après une préparation sur la mémoire instinctive, une quinzaine de personnes projettent **toutes** leur arbre sur les autres, se le verbalisent et les mettent tous en place suivant un protocole qui leur permet de cohabiter. Ce protocole fait appel à notre capacité à mémoriser inconsciemment, prendre des « photos » précises des évènements de manière plus sensorielle qu'intellectuelle. Ce qui fait qu'au final chacun « trimbale » pas moins de *quatorze* (!) projections avec lui ! Et c'est possible !

Ce qui, à première vue peut paraître un sac de nœuds indescriptible, un méli-mélo innommable devient très vite une fantastique partie de ping-pong transfamiliale, comme une chorégraphie où des danseurs d'horizons radicalement différents trouveraient une vibration commune, un terrain de danse commun, et nous nous approchons du sentiment bizarre de faire la constellation de l'humanité.

C'est un miracle de voir tous ces arbres s'harmoniser à travers des résolutions communes !

C'est un peu comme ces bancs de poissons qui passent d'une pagaille nombreuse et innommable à un banc harmonisé comme un seul corps tournant et virant dans une unité fascinante. Parfois un à-coup, un choc, alors c'est une nouvelle pagaille, pour une nouvelle réorganisation et très vite le retour à l'harmonie. Un va-et-vient permanent. Un aller-retour à l'unité. Un moment d'une intensité rare.

Il devient encore plus évident dans ce cas là que la raison (et la mémoire que nous utilisons habituellement) doit laisser la place à autre chose. En effet, à ce niveau, il y a une telle surcharge d'informations que l'« ordinateur » lâche forcément prise. « Quelque chose » prend alors le relais, quelque chose de plus grand que chaque individu, quelque chose que Jung appellerait peut-être l'inconscient collectif ou la somme des inconscients transgénérationnels.

C'est ce qui nous a fait appeler, peut-être de manière un peu présomptueuse, ces nouvelles constellations des constellations totales.

## Constellation dans le noir

Nous pratiquons deux types de constellations dans le noir :

– **Un premier** où le noir, en fait, n'y est que pour la personne qui fait sa constellation, cette dernière ayant les yeux bandés. Dans ce premier cas, j'utilise souvent l'odorat.

Cette technique a été trouvée par hasard, alors qu'au cours d'une constellation, « Silence » était bloquée et disait ne pas pouvoir voir, qu'il fallait qu'elle touche du doigt, attrape la vérité; alors je lui ai demandé de se bander les yeux et de travailler sa constellation rien qu'au toucher et au son de la voix.

J'ai été surpris cette fois-là par le fait que même sans repère visuel, elle ne se trompait pas et savait tout au long de la séance qui était qui, malgré les déplacements successifs. D'une part, rien qu'en touchant un personnage, elle pouvait retrouver son rôle et sa place ; d'autre part, ses récepteurs sensoriels lui donnaient une image correcte de la configuration dans la pièce.

Depuis, j'ai pratiqué la constellation dans le noir quelques fois, quand je me trouvais devant des sentiments plus « primaires », des ressentis proches de l'animalité. Les yeux fermés augmentent l'intériorisation et nous amènent à utiliser des sens plus « archaïques ».

Dans cette logique, je peux également me servir de l'olfactothérapie[18] . Dans le noir, l'odorat est exacerbé, la moindre odeur transforme tout l'espace et nous emmène hors du temps, sans la vue qui risque de nous ramener au présent.

Je peux travailler avec une odeur spécifique, en fonction de ses propriétés, pour réactiver la mémoire émotionnelle. L'huile essentielle, une fois choisie, est diffusée dans toute la pièce et tous les acteurs de la constellation sont sous cette influence olfactive.

*Pour « Zeste » qui n'a que des petits bouts de souvenirs conscients d'un événement bouleversant, l'odeur de la gaulthérie couchée en huile essentielle lui rappelle l'odeur des lieux marécageux. En diffusant cette odeur, tous les personnages sont transportés avec elle dans cet endroit et rejouent la scène.*

On peut aussi travailler en proposant différentes odeurs à la personne qui fait sa constellation et en lui demandant : « *Et cette odeur, qui est-ce ?* », ainsi chaque personnage de son arbre aura sa propre odeur. Concrètement, chaque participant se met sur le corps une goutte de l'huile essentielle qui lui est assignée. Ce qui permet de « sentir », dans tous les sens du terme, les déplacements, quand quelqu'un s'approche ou recule, « sentir » aussi le mélange (odorant) que font plusieurs acteurs ensemble, etc.

– **Un deuxième** type de constellation où le noir est effectif pour *tout* le groupe, moi y compris (je n'ai pas investi dans des lunettes à infrarouge…).

18. Thérapie par les odeurs. Le plus souvent à l'aide d'huiles essentielles : le nez étant l'organe des sens qui va directement au cerveau primaire.

Il y a quelque chose de très animal dans ces constellations. Le fait de se sentir en lien ou pas devient très aigu.

Dans un premier temps, la personne faisant sa constellation ferme les yeux.

Les personnes se présentent devant celui ou celle qui met en place son arbre, elle les touche et à ce moment-là, en fonction de son ressenti, elle leur demande de représenter un membre de son arbre généalogique.

Dans un deuxième temps, la lumière est éteinte et chacun se place là où il se sent le mieux ; puis chacun se nomme pour se situer dans l'espace.

À partir de cet instant, les échanges se font par la voix, le toucher… Tout est dans les ressentis physiques qui sont perçus de façon plus aiguë dans le noir (ressentis parfois très archaïques…) ; chez certaines personnes, il peut y avoir des visualisations ou des flashes…

Il n'y a plus d'échanges de regards, les gestuelles ne peuvent pas être interprétées par le regard. La question reste donc : « *Comment je me sens et comment je sens l'autre, les autres ?* », « *Comment j'ai envie de me déplacer, vers où, sans savoir forcément vers qui ?* »

Dans le noir, les déplacements laissent des places vides… Les ressentis d'abandon émergent plus vite et de façon plus forte. La voix devient un élément prépondérant.

L'instinct grégaire est plus fort… Nous ressentons le besoin de nous rassembler pour concentrer les énergies et les redistribuer, les partager.

L'obscurité permet également une certaine protection qui autorise un meilleur lâcher prise.

Ces expériences confirment ceci : en fait, le constellé n'a même pas besoin de voir ce qui se passe, son corps le lui apprend.

*Dans une constellation les yeux bandés, le jeune homme qui a les yeux bandés s'allonge par terre, pleure et geint de douleur, ceci est lié à une grosse souffrance dans sa branche paternelle, une relation pleine de mépris et de haine entre un grand-père et une grand-mère. Au cours du travail, difficile, de réconciliation de ces deux figurants, ses pleurs augmentent et l'empêchent d'entendre ce qu'il se passe. Il ne peut ni entendre ni voir et pourtant, au moment exact où le grand-père prend la main de la grand-mère, il pousse un soupir de soulagement et arbore un sourire béat…*

C'est aussi ce que j'ai pu vérifier dans les constellations où je travaillais plusieurs noyaux en même temps (voir les trans-constellations). Par exemple, les figurants sont partagés en deux groupes qui travaillent **en même temps** des choses très différentes. Le constellé est impliqué dans l'un des deux groupes, donc déconnecté de ce qui se passe dans l'autre groupe. L'autre groupe travaille alors « apparemment » indépendamment. Et pourtant... dès que ce groupe arrive à une résolution, quelque chose change chez **tous** les autres... et le constellé se sent mieux physiquement.

## Constellation et massage

Alexandro Jodorowsky utilisait une technique intéressante : se faire masser par son arbre généalogique. Les masseurs entourent le constellé et sont assignés chacun, en fonction des projections du constellé, à une partie précise de son corps avec chacun des indications sur la manière de masser, toujours en fonction du rôle joué. C'est une expérience forte d'être massé, touché, par son arbre généalogique.

## Constellation d'un rêve

Vous vous rappelez une séquence d'un de vos rêves, un extrait qui vous a marqué, qui vous interroge, alors c'est l'occasion d'en faire une constellation, de demander à des figurants de représenter chaque élément du rêve.

C'est alors, comme travailler directement avec un message de l'inconscient. Plutôt que de l'analyser avec nos outils symboliques, c'est le mettre en scène et vivre ce qu'il a à nous dire, aller là où il veut nous emmener, expérience étrange entre rêve et réalité.

## Constellation en mouvement

Les positions statiques du groupe servent de photographies, d'état des lieux et nous progressons d'image en image au cours de l'exercice, dans une recherche toute simple de bien-être[19].

Parler de statique est une exagération car tout est expression corporelle, l'immobilité n'est jamais totale. C'est pourquoi, afin de faciliter l'intégration corporelle de ce qui se passe, je demande souvent d'exagérer, d'amplifier les micro-mouvements, de danser son ressenti, ce que nous faisons à chaque instant mais de manière tellement discrète qu'il faut un œil averti pour voir cette danse.

Les mouvements, les déplacements entre chaque photo statique sont d'une grande importance, tant pour l'analyse que pour la mise en place de la guérison.

« *J'ai envie de m'asseoir... de courir... de tourner en rond, de me balancer...* »

Je demande souvent au sujet de se promener au milieu de sa constellation faite. J'ai remarqué que la qualité de son déplacement change énormément selon l'endroit où il se trouve, ou selon les personnages entre lesquels il passe.

Selon l'émotion à travailler, il est judicieux de se faire frôler par la constellation, de la sentir se déplacer avec soi ou contre soi, tous les mouvements sont riches de sens.

Le fait d'avoir à parcourir une certaine distance, qui symbolise son chemin de vie, accompagné de toute sa constellation, nous donne à travers les différents mouvements de chacun, des informations que nous n'avions pas en étant statique.

Il arrive aussi souvent que je remplace les mots et les dialogues par des gestes improvisés[20], donnant ainsi l'apparence d'un cours de danse ou d'expression corporelle.

J'utilise les places choisies, les déplacements provoqués, la symbolique des mouvements en groupe et cela donne des **constellations-ballets**, où l'expression corporelle véhicule l'émotion, la transforme et l'intègre dans chaque cellule du corps.

---

19. À chaque impression que « quelque chose cloche », je replace les figurants de manière à corriger cette impression, cherchant à améliorer petit à petit la position générale de la constellation, sa topographie.

20. Voir exemple de constellation : IX, l'Hermite.

## Cas particuliers, les trous noirs

Dans les galaxies il y a des trous noirs, dans les constellations aussi.

Il arrive que des constellations soient « aberrantes », qu'elles ne soient pas confirmées par le vécu du patient, qu'elles ne correspondent à rien ou presque ; que se passe-t-il ?

Je me dis que c'est n'importe quoi, que cela n'a ni queue ni tête. J'ai presque l'impression de « tomber » sur un autre arbre que celui du sujet, comme si l'on était passé par une porte dérobée qui donne sur autre chose, une autre histoire, celle d'un des figurants par exemple, qui aurait pris le pas sur celle du sujet, et même plus souvent, j'ai l'impression que cela dépasse complètement le trans-générationnel...

C'est très troublant pour le thérapeute, c'est le moins qu'on puisse dire.

Dès que j'en ai eu le moyen, j'organisai un protocole de vérification. Il s'agissait de faire une deuxième constellation en vérification de la première, en prenant bien sûr le même sujet constellé, dans des conditions identiques, mais avec des participants entièrement renouvelés. Ces participants ne connaissaient pas la personne, n'avaient pas la moindre information ni sur le sujet, ni sur le déroulement de la dernière constellation. On a même été jusqu'à choisir des participants ayant un parcours et un profil très différents de ceux de la constellation précédente.

Dans la majorité des cas où j'organisai ces vérifications, je ne retrouvais pas littéralement la même constellation, mais c'était toujours aussi étrange, avec **à peu près les mêmes nœuds et les mêmes personnages incriminés**. Ce qui tend à prouver qu'il ne s'agissait pas de hasard, ni de délire... mais cela ne donne pas d'explications sur ce phénomène, ou des explications qui dépassent largement le cadre du transgénérationnel.

Je suis désolé de ne pas pouvoir vous en dire d'avantage pour le moment, mais seulement que ces cas sont plutôt rares. Donc, affaire à suivre...

## Constellations qui ne « marchent pas ! »

Regardons aussi de plus près les constellations qui ont fait un « flop », qui donnent l'impression de ne pas aboutir, de ne rien changer ou de ne rien apporter aux participants. De ce que j'ai pu en comprendre, il se dégage surtout deux cas généraux (en dehors bien sûr de mes limites en tant que thérapeute !) :

- celui des constellations dont la demande de départ est faussée.
- celui des constellations dans lesquelles ce qui émerge dépasse largement ce que le constellé peut entendre.

• Les constellations dont la demande de départ est **faussée**

La demande de départ est celle du constellé. Cette demande ne doit pas être double, elle demande un minimum de sincérité et d'investissement. Il faut éviter le « tourisme », la curiosité superficielle ou le simple désir narcissique d'être au cœur de l'expérience. C'est au thérapeute de s'assurer que c'est le bon moment pour la personne, que sa demande est « chargée », qu'elle vient bien de la profondeur.

Exemple :

*« Lune lisse » veut faire sa constellation, elle annonce un secret de famille qu'elle veut éclaircir. Dés le début, les figurants sont déconcentrés, certains se sentent manipulés, d'autres sont pris de fous rires. Il s'avéra ensuite qu'elle connaissait très bien ce secret, elle voulait seulement voir si la constellation allait en parler. Flop assuré !*

Exemple d'évitement du « flop » :

*« Jeune pousse » veut faire sa constellation, mais je sens que sa motivation la plus importante est seulement la peur de rater son tour; je lui déconseille cette constellation, mais lui en propose une le lendemain par surprise. Mon refus de la veille a fait mûrir une motivation plus profonde, et la constellation est fructueuse.*

• Les constellations dans lesquelles **ce qui émerge dépasse apparemment les capacités de réception du constellé**

Il y a des constellations où des choses apparaissent avec force, mais le constellé ne les voit vraiment pas. Ce sont pourtant des nœuds évidents aux yeux du thérapeute et des figurants. L'écart entre cette évidence collective et le « refus » inconscient du constellé de la voir me fait arrêter la constellation. Insister équivaudrait à une intrusion et au non-respect de la personne car, pour des raisons inconscientes que nous respectons, elle n'est pas prête. Lui donner un cours didactique et lui imposer cette évidence qui n'est pas la sienne ne ferait que nuire à une résolution réelle. Le thérapeute n'est pas là pour « plaquer » la solution, mais pour aider le patient à en « accoucher » lui-même.

## Constellation et jeu de tarot

Cette technique, utilisée en séance individuelle, consiste à faire une constellation en utilisant les 22 arcanes majeurs du tarot de Marseille.

Il s'agit de poser dans la pièce une carte pour soi et de placer les autres cartes par rapport à celle-ci, retournées, face non visible, en leur assignant au fur et à mesure un rôle, un personnage de votre arbre généalogique.

Puis, regarder le mandala[21] ainsi créé, comme quand on analyse une constellation, et retourner les cartes une à une pour pouvoir les lire et étudier les projections que l'on fait sur ces cartes.

Regarder, ensuite, le rapport entre les cartes, ce qu'elles ont à se dire, à vous dire.

On peut aller se mettre au-dessus de chaque carte, à leur place, pour ressentir ce qu'il s'y passe, trouver les nouvelles informations associées à la nouvelle place.

Ensuite poser et reprendre des cartes jusqu'à faire son arbre « parfait » du moment, afin de retravailler les projections limitantes (cela peut prendre du temps !).

Cela existe aussi avec des bouts de papier sur lesquels on écrit à la main les prénoms, les rôles, ou des symboles, des signes, à la place des cartes.

21. Mandala [Définition du *Petit Larousse 2005*: n.m. (sanskr. Mandala, cercle)] : Dans le bouddhisme du Grand Véhicule et dans le tantrisme, diagramme géométrique dont les couleurs symboliques, les enceintes concentriques, etc., figurent l'univers et servent de support à la méditation.

## Constellation et objets symboliques

Ce type de constellation se fait soit en groupe, soit en séance individuelle. Tous les personnages, ou une partie seulement, seront représentés par un objet symbolique que l'on placera exactement comme dans une constellation avec des figurants. (les cartes de tarot, qui en font partie, en sont un bon exemple.)

De même, on peut utiliser la création d'objets personnalisés, de « grigris », pour représenter les personnages. Cela peut avoir un impact encore plus fort sur le consultant. Les projections se font alors sur des objets ritualisés.

(Son expression la plus simple et la plus courante étant, par exemple, de représenter un enfant mort-né par un coussin.)

## Constellation et Communication Facilitée (C.F)

La Communication Facilitée est apparue simultanément dans différents pays d'Europe et a été développée en tant que stratégie de communication par Rosemary Crossley[22] en 1987 en Australie. Lors d'un voyage, A.M. Vexiau, orthophoniste française, la découvre à son tour. Elle l'introduit en France dès son retour. Au départ, elle n'est destinée qu'aux personnes privées de paroles ou s'exprimant avec difficulté.

La technique est la suivante : une personne appelée « facilitant » (orthophoniste ou parent d'un enfant polyhandicapé par exemple) soutient la main d'une autre personne, appelée « facilité » (enfant autiste ou polyhandicapé n'ayant jamais dit un mot) pour l'aider à s'exprimer sur un clavier de machine à écrire ou d'ordinateur. Par ce biais-là et quelque soit le niveau intellectuel ou le degré d'atteinte cérébrale du « facilité », il s'avère que ce dernier réussit à exprimer, par écrit, sur l'écran ou le papier ses émotions profondes, par l'intermédiaire du vocabulaire emprunté au « facilitant » .

Très vite, A.M. Vexiau étend cette pratique aux personnes s'exprimant normalement par le langage oral mais souffrant de problèmes psychologiques. Cette nouvelle approche est appelée « psychophanie » (en grec *phan* veut dire mettre à jour) et permet de mettre en lumière leur inconscient afin de les aider dans leurs difficultés.

22. Voir bibliographie.

Cette technique nécessite un apprentissage cadré ; elle est encore un peu « diabolisée », comme tout ce qui n'est pas scientifiquement explicable.

Fondée sur un dialogue d'inconscient à inconscient, elle apporte un éclairage prodigieux[23], notamment en ce qui concerne la transmission des traumatismes et des secrets au sein des lignées *(la transmission trans-générationnelle).*

Nous pouvons donc voir tout son intérêt en constellation ainsi qu'en association avec une séance de psychogénéalogie. Dans certains ateliers de constellations, la présence d'une personne entraînée à la Communication Facilitée permet d'intervenir chaque fois qu'un figurant se sent incapable de verbaliser ce qu'il sent, ou encore quand il est dans le rôle de quelqu'un qui cache quelque chose. Les résultats sont très encourageants et nous cherchons encore un moyen de systématiser ces outils en essayant différents protocoles qui associent ces deux méthodes déjà complémentaires.

## Constellation, dieux et petits anges

Il arrive parfois que la guérison soit impossible sans une aide « transcendante ». Par exemple dans une constellation récente où il s'agissait de pacifier deux branches de la famille, avec leur cortège d'émotions, l'une « allemande et nazie », l'autre « française et juive »...

Imaginez le déchirement intérieur et surtout la difficulté à mener cette pacification, les ressources personnelles et trans-générationnelles des participants ne suffisant pas à endiguer le torrent de haine et de rancœur qui parcourait toute la constellation. Le passif était tellement lourd que rester serein face à cela devenait quasiment impossible, au-dessus des forces humaines. Surtout quand on a fait le choix du travail avec le ressenti, voie plus intransigeante. (En effet, il ne s'agit pas ici de penser que l'on pardonne, mais de ressentir que l'on pardonne).

Seul un « effet grand-mère[24]» nous a sortis de l'impasse, c'est-à-dire que je demandai à chaque participant, en restant dans le rôle donné, de se « relier » à ce qu'on pourrait appeler sa **foi**, religieuse

23. *Cf* : Martine Garcin-Fradet, *CPA, Communication Profonde Accompagnée*, Éditions Quintessence.

24. Voir Chapitre I, *A...vec l'Amour.*

ou pas, ses croyances en quelque chose d'immense ou « quelqu'un » de transcendant, en tout cas plus grand que soi... Seule cette connexion de tous à une dimension verticale, universelle (quel que soit le nom ou la forme qu'on lui donne : Dieu, Ange, Mère Nature, Énergie, etc.) a permis, dans cet exemple, de traverser ces évènements historiques et d'envisager enfin une réparation.

On s'aperçoit que, quand chacun fait l'effort d'entrer dans cette dimension verticale, le « champ » global change, « l'ambiance » dans la pièce n'est plus la même, elle est chargée différemment. Ceci peut, à mon avis, expliquer les guérisons charismatiques au cours de rituels religieux. Je pense qu'on aurait tort de sous-estimer l'importance de cette connexion dans le champ de la guérison[25].

J'ai d'ailleurs remarqué l'importance des traumatismes transgénérationnels dans le rapport de chacun avec la foi. Une injustice flagrante au cours d'une vie peut faire que non seulement nous en voulions aux « coupables », mais aussi à la vie elle-même et à son sens, religieux ou non. Ce qui nous coupe alors d'une certaine foi, celle qui nous fait dire merci d'être en vie. Cet état de grâce devient inaccessible.

En constellations il arrive souvent que l'on ait besoin de pardonner pour se libérer d'une « injustice ». On peut avoir besoin de se pardonner soi-même, pour se libérer d'une culpabilité. On peut avoir besoin de pardonner à l'autre, pour se libérer d'une colère ou d'une haine. Et on peut avoir besoin de pardonner à « Dieu » pour se libérer de l'isolement spirituel...

## Constellation et acupuncture, ou acupuncture symbolique

J'essaie d'éviter les détails trop techniques, mais ceci peut intéresser tous ceux qui travaillent de près ou de loin en énergétique... Si vous ne voulez pas vous « prendre la tête », vous pouvez allègrement sauter ce paragraphe.

En acupuncture on agit sur des méridiens, trajets d'énergie composés de points qu'on « régule ».

25. Boris Cyrulnik parle de carence affective qui peut bloquer l'expression du programme génétique. Cette carence pouvant se situer à différents niveaux : social, biologique, spirituel. Il est tout aussi important de débloquer des carences affectives « spirituelles ».

En constellation on agit sur des traces, des lignes dans le temps : les liens transgénérationnels composés de « personnages » qu'on « libère ».

On peut considérer qu'un « point » à réguler dans la constellation est un nœud dans les liens, il peut donc se trouver aussi bien à l'emplacement d'un « personnage » qu'entre deux, trois ou plusieurs « personnages ». C'est une sorte de géométrie.

J'ai toujours remarqué que travailler le nœud trans-générationnel **à l'endroit exact** donné par l'énergétique donnait plus de résultats.

De manière concrète, je demande au sujet de venir se placer, pour travailler son problème, exactement sur le « point d'acupuncture », ou très souvent je me mets moi-même pour sentir ce qu'il s'y passe. Ceci n'est pas toujours possible, il faut pour cela pouvoir identifier une analogie entre le dessin de la constellation et un corps vivant.

On peut dire que l'acupuncture s'occupe de faire circuler l'énergie dans le corps afin de retrouver tout son potentiel, un état de fluidité primordiale qui permet de gérer harmonieusement les interactions avec l'extérieur (air, nourriture, climat, microbes, émotions, etc...). De la même manière, la constellation s'occupe de refaire circuler l'amour et la compréhension dans l'arbre généalogique qui nous habite, afin de retrouver un équilibre psychologique qui permet de gérer les évènements de la vie d'une manière créative.

*Je remarquai lors de la constellation d'une femme ayant perdu son mari alpiniste dans une chute que le « point » à traiter selon l'énergétique était entre elle et sa fille, mais très haut dans l'espace, entre deux et trois mètres du sol !*

*J'appris qu'elle avait bien eu en première intention/intuition de placer le personnage représentant son mari en hauteur, mais pour des raisons évidentes de rationalité elle avait écarté cette place pour le mettre finalement devant elle.*

Bien sûr, une constellation devrait pouvoir se construire dans toutes les directions. Même si c'est bizarre, je fais maintenant attention à repérer si des « figurants » doivent être placés en l'air, à quelle hauteur, ou même sous terre, à quelle profondeur, pour avoir un meilleur modèle à travailler en acupuncture.

Symboliquement, il est assez important de ramener tous ces personnages-clés de la psyché dans un même plan horizontal, celui de l'humain. Mais l'on s'aperçoit qu'il y a très souvent quelques « points » ou « nœuds de liens » à traiter qui sortent de ce plan[26].

Un exemple récent : un arbre généalogique que je qualifierai d'« aveugles », car sa plus grosse problématique est qu'il se compose de gens qui ne peuvent « voir » l'autre, les autres ou les évènements en face (il y a d'ailleurs beaucoup de pathologies de l'œil dans cet arbre). La constellation avait déjà donné du sens à tout ça, mais la guérison réelle tardait à venir.

Alors que la personne refait sa constellation, elle se sent très oppressée, mais rien de nouveau. On trouve, en appliquant les règles énergétiques, un nœud/point entre deux personnes, on y place quelqu'un qui aussitôt exprime : « Je me demande ce qu'il m'arrive, mais je vois de moins en moins bien, c'est très angoissant » (cette personne dans la réalité porte des lunettes et n'est pas au courant de la problématique d'« aveugles »).

On travaille alors avec les ressources du nouveau « point » d'acupuncture, cette personne porte en elle l'énergie, la ressource de « voir », à l'aide de sa **propre** histoire[27], que nous travaillons aussitôt pour débloquer la situation comme le ferait une aiguille sur un point d'acupuncture. Tant et si bien que simultanément, le sujet de l'arbre se sent de moins en moins oppressé et de mieux en mieux pendant que le personnage/point améliore sa vue.

Le fait que le « personnage » arrive à traiter ce qu'il lui arrive donne le coup de pouce énergétique qui manquait, c'est l'équivalent du travail sur un point d'acupuncture.

*À signaler que le « personnage » voyait réellement mieux et a été surpris que cet état dure même au moment de repartir.*

Pour me servir des lois de l'acupuncture en constellation, j'ai souvent éprouvé le besoin de faire un parallèle concret entre le corps humain et la constellation. Le plus évident étant de suivre la symbolique décrite dans les chapitres précédents :

- aïeuls et arrière-grands-parents : correspondent dans le Tarot de Marseille à l'épée, analogie avec la **tête** ;
- grands-parents : correspondent dans le Tarot de Marseille à la coupe, analogie avec le **thorax** ;

26. *Pour les points en hauteur, voir aussi Dieux et petits anges,* p.86.
27. *Voir les trans-constellations,* p.74.

- parents : correspondent dans le Tarot de Marseille au bâton, analogie avec le **bassin** ;
- fratrie et enfants : correspondent dans le Tarot de Marseille au denier, analogie avec les **jambes**.

La correspondance symbolique des quatre éléments avec le corps sert de grille de lecture des sensations dans le travail des constellations, elle nous indique les pistes à explorer.

*Par exemple dans la constellation de « peau d'âne » :*

*Celle-ci a une sensation importante au thorax, étage symbolique des grands-parents, ce qui nous oriente et nous fait tester le nœud central qu'est la relation à la grand-mère. Au même instant, on a pour information sensorielle une forte douleur du bassin partagée simultanément par le fils et la grand-mère. (nous sommes au niveau génital donc dans une représentation soit de problème sexuel, soit de rapport à l'enfantement, mais la symbolique corporelle du Tarot nous recadre sur l'étage libido, créatif, donc surtout sur celui des « parents »). Cette évidence saute aux yeux du fils, qui s'écrie une fois face à la grand-mère : « je suis ta mère ! », il se sent investi par un « fantôme ».*

*Il s'agit bien d'un blocage au niveau du lien avec le ou les parents, une inversion, le fils a pour « mission » inconsciente de remplacer la mère de cette grand-mère, disparue tragiquement.*

Afin d'adapter les lois de l'énergétique aux constellations, quelques parallèles entre ces deux techniques sont données en annexe II.

## Constellation et actes psychomagiques[28]

Au cours de la constellation, le travail est tellement proche, dans sa qualité, des actes psychomagiques qu'il arrive souvent de passer insensiblement de l'un à l'autre. (si l'acte est techniquement faisable dans les conditions d'une constellation, bien sûr !).

Cela donne, au cours des constellations, des actes symboliques et rituels, comme faire trois fois le tour d'un personnage, faire le geste

28. Pour une explication des actes psychomagiques d'Alexandro Jodorowsky, voir chapitre IV.

de lui ouvrir le cœur, lui souffler dessus ou le soulever, accompagné ou pas de paroles.

L'acte peut aussi être donné à faire par la suite, pour finaliser le travail et inscrire son résultat à l'extérieur. Le fait de donner un acte psychomagique à la personne après sa constellation sert à prolonger le travail psychologique en dehors des limites du stage.

## CONSTELLATION ET RAPPORT AU TEMPS

La plupart des thérapeutes limitent le temps des constellations, j'ai appris à ne pas le faire. Souvent le travail en trans-constellations ne demande qu'à évoluer, de couche en couche, et seule la fatigue, la baisse d'énergie ou un blocage persistant viennent l'arrêter. Il m'est arrivé de conduire des constellations de deux heures sans que le niveau d'énergie du groupe ne baisse, et quel résultat ! Le chemin parcouru, l'évolution effectuée par *tous* sont extraordinaires, les résolutions s'enchaînant les unes après les autres, l'une amenant l'autre de manière continue, dans une belle symbiose.

Le temps mis est souvent proportionnel à la profondeur atteinte.

Le thérapeute peut choisir d'y être directif, comme un metteur en scène, pour ouvrir la conscience du constellé, ou encore de ne rien imposer, d'attendre qu'il soit prêt à accoucher de sa résolution, en partant du principe que la plus stable des résolutions est celle que l'on trouve soi, même si cela prend plus de temps.

La méthode de Bert Hellinger consiste en général à laisser la personne en dehors de sa constellation, elle choisit un figurant pour la représenter. Sauf aux moments forts, étapes ou final, où elle reprend sa place dans la constellation. S'extraire de son espace intérieur pour le « voir » amène une prise de conscience salutaire, une distanciation, et reprendre sa place au moment final permet d'intégrer le changement. En général je préfère que la personne joue son rôle tout au long de la constellation, qu'elle reste au « milieu de l'arène », pour vivre et intégrer corporellement tout le chemin, dans sa continuité ; pour **agir** elle-même sur chaque étape du ressenti et dans toute sa **progression**.

## Témoignage sur l'évolution dans le temps

*Au fur et à mesure que je pratique au sein de ces constellations, je note parfois des évolutions incroyables.*

*La première fois, c'était plus un exercice de curiosité et mon premier rôle fut celui d'une grand-mère paternelle.*

*À partir de cet instant-là, je prends contact avec mon arbre, je ré-apprivoise mon arbre.*

*J'ai enchaîné plusieurs constellations où je me suis retrouvée inévitablement à cet étage de grands-parents ou arrière-grands-parents maternels ou paternels.*

*Je remets des visages, des places à des personnages très souvent lointains de moi par éloignement ou par rejet.*

*Jusqu'au jour où c'est moi qui entre en scène et qui fais ma propre constellation que je signe « Rencontre avec ma mère ». Quinze jours plus tard lors d'un atelier, je ne suis plus invitée en temps que grand-mère mais en tant que mère… comme si maintenant, après cette réconciliation avec ma mère, je pouvais continuer à progresser dans mon travail de reconstruction de mon identité.*

*Il en a été de même suite à une autre constellation où je suis entrée en contact avec mon père !*

*J'en suis à l'étage des parents maintenant… Coïncidences ?… Évolution ? Alchimie ? Il n'y a pas de hasard ! Progressions ?...*

*Ce que je travaille dans une constellation, je m'en sers pour celle d'après et tout s'enchaîne, s'encastre comme des « poupées russes ».*

*Cette partie reconnue, transformée, réparée fait maintenant partie de moi et je peux la transmettre lors de la constellation suivante ou dans la vie. C'est comme une pierre à un édifice, comme une marche à un escalier qui permet de monter plus haut.*

*Dans la pratique des constellations, l'inconscient de l'autre flaire les richesses que je viens de gagner et me demande de les partager. Ce que je viens de gagner dans les constellations, l'inconscient collectif le réclame et demande de le partager.*

*C'est tout le côté instinctif, intuitif, animal même. Et ce partage a aussi lieu dans le réel, la vie, le quotidien !*

*À chaque pas, chaque étape, tout est en œuvre vers la guérison, celle du cœur.*

Autre témoignage :

*Le travail en constellation est à l'image de la vie... plein de surprises, de rebondissements, d'imprévus.*

*Je pars en « voulant retrouver ma mère » (l'image de ma mère) et, surprise : je découvre que son cœur battait pour un autre homme... Qui est mon père ?*

*Une autre fois, je cherche à trouver ma place avec ma sœur et c'est un frère, un enfant mort que je découvre...*

*Se laisser surprendre ! C'est lorsque l'on ne cherche plus que les choses se donnent.*

*En faisant la paix, peu à peu, je découvre mes failles, mais aussi mes ressources, et celles-là je peux les partager. De mes blessures explorées et plus ou moins apaisées surgit le sentiment d'aller vers ma vérité, le vrai visage de mon âme...*

*Mais ce voyage n'est pas terminé !*

## Chapitre III

# TÉMOIGNAGES... CARTES

*L'herbe turbulente à perte de vue*
*Prairie floue couchée dans le vent*
*Et brusquement,*
*Tu remarques un épi de blé.*

# LE TAROT CARTE PAR CARTE, EN FONCTION DE LA GÉNÉALOGIE

Différentes expériences vont être décrites ici pour étayer les textes précédents.

Je me suis vite rendu compte que s'il y a bien une chose difficile à faire passer par l'écrit, c'est l'expérience d'une constellation.

C'est une expérience intime principalement basée sur les sensations et les émotions, deux choses bien difficiles à retranscrire.

Il faut donc reconnaître la difficulté de comprendre intellectuellement cette expérience tant qu'on ne l'a pas vécue.

Pourtant, nous avons essayé et nous avons opté pour la « mosaïque », pour différents points de vues, différents sons de cloche, en espérant que chacun y retrouve ses petits...

Ces textes sont des récits écrits par des consultants après une constellation, soit en tant que constellé, soit en tant que figurant, ou encore comme spectateur. Il arrive souvent que dans le récit d'une même constellation des témoignages de « personnages différents » soient retranscrits.

Ce sont donc divers points de vue que nous avons dû résumer ou édulcorer en essayant de respecter l'esprit et le style de chaque texte.

Ceci seulement pour vous présenter une partie de la palette des constellations possibles.

Nous avons volontairement écarté quelques expériences de cette liste d'exemples, car plus choquantes ou pouvant mettre le lecteur dans la confusion.

À chacune de ces expériences sera associée une carte, une carte de Tarot bien sûr. Afin que vous **puissiez jouer** avec le hasard. Comme par exemple **tirer une carte au hasard et lire ensuite ce qu'elle vous raconte, c'est-à-dire lire le texte associé**. Cela s'adressera à vous qui avez tiré cette carte-là et pas une autre, à ce moment précis de votre vie.

Avec, de temps en temps quelques questions, pour vous, à la fin du témoignage, ou quelques petites histoires, ou un dessin, ou...

Il n'y a d'ailleurs pas que des expériences associées aux cartes, pour certaines, cela sera uniquement une histoire ou un dessin.

**C'est pourquoi, il est de toute façon conseillé de les lire dans le désordre le plus complet**. (Ou même de les « sauter », en prenant son temps ou en attendant un meilleur moment pour les lire). Évitez de vous surcharger l'estomac avec tous ces témoignages, la bonne dose, c'est une à la fois.

Tout de suite après le nom de la carte, il y aura aussi quelques mots : quelques notions associées à la carte de tarot par rapport à la psychogénéalogie (attention, il ne faut pas forcément associer ces notions à la description de la constellation qui suit).

Je n'insiste pas sur l'explication des cartes de tarot par peur d'être redondant et de répéter des choses très bien dites ailleurs[1].

1. Lire *La Voie du tarot,* d'Alexandro Jodorowsky.

## I • LE BATELEUR.

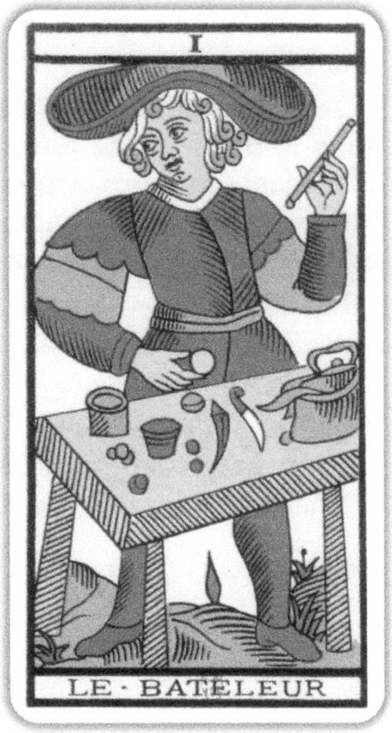


### Projet sens.

**Témoignage** : la juste place.

« Casting », c'est- à-dire les différents rôles pris par les figurants, avec en premier, la personne qui constelle :

- moi « Pied Agile »,
- le mari,
- le fils,
- la fille, liée à la grand-mère paternelle par sa date de naissance,
- la grand-mère paternelle, liée à la petite fille par sa date de décès,
- et à l'extérieur, deux personnes qui n'ont pas été appelées, mais qui jouent un rôle dans ma constellation : je les nomme À et B.

En regardant ma constellation, j'ai l'impression de porter tout le monde, même À et B. Sensation très pénible.

À ce moment là, mon mari signifie très calmement qu'il est là et qu'il peut tout à fait s'occuper des enfants. Il va d'ailleurs se placer entre les deux. Sa réponse calme et posée me rassure, me sécurise et m'allège en même temps. Je sens chez lui cette capacité à apporter à mes enfants ce « quelque chose de nouveau », « d'ailleurs », que lui seul peut leur apporter dans une relation de papa à enfants, ce quelque chose pour lequel je n'ai rien à dire, ni à commenter sur la manière dont il s'y prend, ce quelque chose qui ne vient pas de moi, enfin, et qui est indispensable pour mes enfants. Je lâche prise. Je sens que cette façon de fonctionner est nouvelle pour moi : je cède un peu de place à mon mari !... Et chose étrange, puisque je sens mes « petits « en sécurité ! » je sens que je gagne de l'espace, du temps et de l'énergie pour pouvoir m'occuper d'autre chose... d'un autre problème ! Avec mes enfants ?

Je cherche ma place et finalement, je m'arrête derrière ma fille, elle-même placée en face de la grand-mère paternelle. (Elle est pleine de vie, ma fille ! Je profite de cela, je me rassure, je m'en nourris... c'est ma « bouée de sauvetage » !)...

Dans un premier temps, cette situation est très confortable pour moi.

Certaines personnes hors casting font remarquer avec humour, connaissant dans la réalité la fille, l'étonnante ressemblance avec celle-ci dans son comportement.

— *Moi, la grand-mère paternelle, je sens un lien très fort entre ma petite-fille et moi ; c'est comme un pont, un tuyau, ça part du ventre et ça va vers elle.*

Stupeur : je ne me suis même pas rendu compte que ma fille est en train de parler pour moi, que j'ai une réelle peur de me positionner moi-même en face de cette grand-mère paternelle qui dégage beaucoup trop d'énergie pour moi : cela me déstabilise. (Ma fille est la première de la fratrie, tout comme moi et la grand-mère paternelle !)

À ce moment, Éric, le thérapeute, intervient, ainsi que l'assemblée pour me faire remarquer que j'ai placé ma fille comme un bouclier et aussi comme un porte-parole face à la grand-mère paternelle :

— *Elle peut dire ce que je n'arrive pas à dire.*

Pour moi, cette réflexion est très violente et douloureuse à entendre car elle me fait prendre conscience, enfin, de ce rôle que je fais jouer à ma fille. Le remords m'envahit « mon dieu, ma petite fille, qu'est-ce que j'ai fait ? »

Alors, je vais prendre ma place devant ma fille *(qui d'ailleurs peut s'écarter, elle se sent d'un coup moins concernée)*... Je fais le pas ! un pas difficile parce que déjà le doute s'installe en moi : est-ce que je vais tenir, résister ?... Mais je sens que c'est juste, très juste. Est-ce un acte de réparation ? En tout cas, il me redonne confiance en moi : je vais y arriver. Il y a un lien étrange entre moi et la grand-mère paternelle, c'est clair maintenant que je me retrouve en face d'elle...

Et le calme revient. Quelque chose a été résolu avec ma fille.

Éric demande alors comment je me sens.

Je sens qu'il reste quelque chose, que le silence est encore très présent, surtout dans le personnage de mon fils ! Lui ne s'est pas encore manifesté ; moi, sa maman, je le sens éteint et je m'inquiète. J'ai envie de le secouer pour qu'il réagisse. Pendant la constellation, il s'est assis au sol ; il est complètement amorphe. Mais que se passe-t-il encore ?

C'est alors qu'Éric me pose une question à propos de mes enfants et là, je me sens débordée ; c'est trop lourd, il a touché le point sensible. Je m'entends lui dire : « *Deux, c'était bien assez ! trois, c'était pas possible.* » et le désarroi accompagné de culpabilité m'envahit au souvenir de mon I.V.G... les pleurs arrivent ; je suis secouée par des soubresauts... Ce souvenir, le « troisième » enfant, mort.

À ce moment-là, mon père commente :

— *Il y a un enfant mort qui n'est pas représenté !*

Je prends conscience de cela et tout s'apaise. Je lui restitue sa place : nous déposons un coussin au sol, entre mon mari et moi. C'est alors que, mon fils peut se relever ; sa position au sol prise auparavant, là où se trouve maintenant le coussin, montrait son rôle au niveau du clan, comme s'il avait pris le rôle de se porter garant de cet enfant disparu...

Et ce lien avec la grand-mère paternelle que je laissais endosser par ma fille, devient vraiment lumineux ! : je sais que ma grand-mère paternelle a perdu son troisième enfant à l'âge d'un an !...

Éric nous demande ensuite à nous le noyau familial, c'est à dire mon mari, mes deux enfants et moi de nous retrouver dans un cercle où l'amour et la vie circule. J'imprègne mes cellules de ce moment ressource. La constellation se termine.

- **Quels ont été les projets sens sur votre berceau ?**
- **Comment les vivez-vous ?**
- **Quelles fées se sont posées sur votre berceau ?**
- **Y a-t-il eu une prédiction, un sort ?**
- **Quelles directions avez-vous choisies de prendre ?**
- **Avez-vous des projets sens sur vos propres enfants ?**

## II • LA PAPESSE

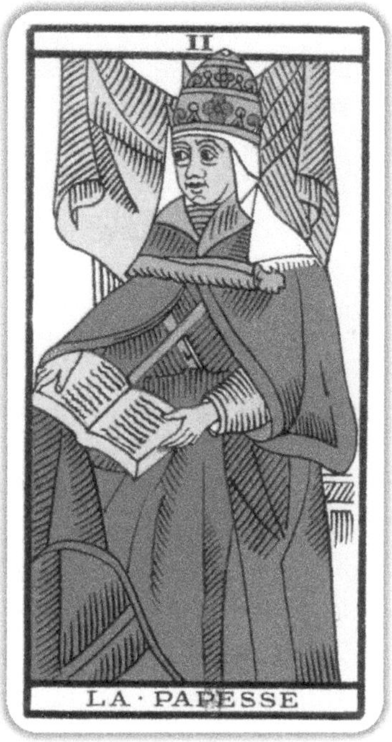


**Premier territoire, mère, première relation, stade oral.**

**Témoignage** : nourritures

« EntreChat » fait sa constellation. Elle a déjà travaillé lors d'un autre atelier son problème autour de l'oralité et de l'anorexie. Elle reprend sa phrase :

— *Au jour d'aujourd'hui, j'arrive à avaler, mais je n'arrive pas à digérer, je ne comprends pas pourquoi ?*

Le casting est enchaîné immédiatement. Elle choisit de représenter :

- sa mère,
- la bonne,
- sa sœur,
- sa grand-mère maternelle.

Aussitôt, la constellation démarre. On note un empressement, une précipitation à faire, à mettre en place.

On apprend par « EntreChat » que sa mère est partie plusieurs fois à l'étranger et n'a pas pu, ni su, s'occuper d'elle, qu'elle a été confiée régulièrement chez les grands-parents à des gouvernantes, des bonnes...

Elle se reprend en demandant à la « bonne » : « En fait, veux-tu plutôt être « toutes les bonnes » de la famille qui m'ont gardée, moi, mon frère et ma sœur, car il y en a eu plusieurs ? »

— *Moi, la bonne, je me sens investie d'un rôle important, d'un rôle clé, je me sens très proche de la petite « EntreChat », je sens que je me suis vraiment occupée d'elle, avec une bonne intention mais comme je joue plusieurs personnages je sens aussi quelque chose de moins bon, plus diffus : je suis à cette place pour autre chose, quelqu'un m'a demandé autre chose que de surveiller les enfants ! J'ai senti de la nausée s'installer dès qu'« EntreChat », en a parlé. Plus l'émotion d'« EntreChat », s'installe, plus moi, la bonne, je la ressens au niveau de mon personnage. Je suis protectrice de la petite, mais pas toujours, et en même temps, j'ai un rapport avec les hommes de la famille ! Je suis une maîtresse femme, j'ai beaucoup de puissance, je suis gouvernante, manipulatrice ; Quand j'ai besoin de quelque chose, j'ai le pouvoir de l'obtenir en allant voir les hommes de la famille !*

La « bonne » se dirige vers « EntreChat » et soudain cette dernière se rappelle d'un incident survenu avec une de ces bonnes alors qu'elle marchait à peine :

— *Elle m'a fait boire de l'eau de Javel, elle l'a fait exprès !*

Son corps reproduit exactement les sensations de l'époque, stockées en mémoire dans ses cellules. Elle ressent ce dégoût, ce dégoût qu'elle connaît bien : **je ne peux pas le digérer** !

— *Je ne peux pas digérer ce que fait cette bonne-là. Le fait que, comme ma mère, elle me considère comme un obstacle, un obstacle dont on peut se débarrasser.*

— *Moi, la grand-mère maternelle, je me place en face de ma petite-fille et lui demande pardon.*

Exactement de la même manière, la grand-mère maternelle, jeune, était partie à l'étranger pour s'éloigner de sa famille dont elle ne supportait plus les « pratiques » (?) et comptait s'y installer. Enceinte, elle fut contrainte par sa famille de rentrer au pays pour se marier et mettre au monde la mère d' « Entrechat » dont elle ne s'est jamais occupée ! Sa fille représente toutes les contraintes qui lui ont été imposées, le piège dans lequel elle est tombée.

Les gouvernantes qui se sont occupées d'« EntreChat » ont joué un rôle de mère de substitution. Dans le cas présent, il y a eu de « bonnes » mères qui ont nourri, et une ou des « mauvaises » mères qui ont empoisonné !

Dans cette constellation est apparue la lignée des mères qui mettent au monde mais qui ne maternent pas, donc au niveau symbolique, qui ne **nourrissent pas**.

- **Quelle est votre relation à votre mère aujourd'hui ? Ou plutôt quelle était votre relation, quand vous étiez enfant ?**
- **Comment avez-vous été nourri ?**
- **Qu'est-ce que vous avez du mal à avaler ?**
- **Qu'est-ce qu'on vous a forcé à avaler ?**
- **Qu'est-ce qui vous reste en travers de la gorge ?**

## Histoire de la boulangère

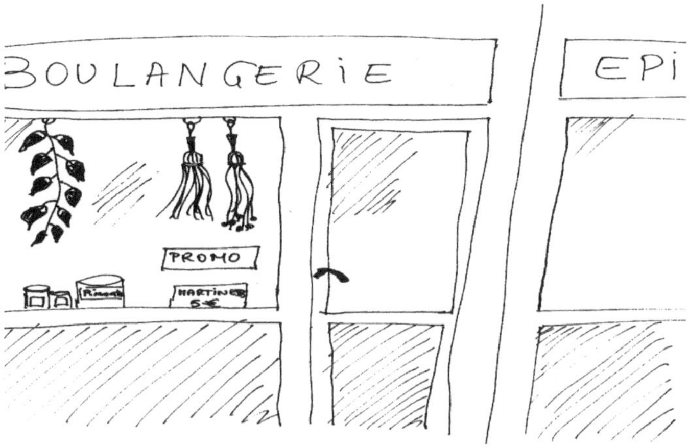


C'est l'histoire d'une petite fille qui, sur la demande de sa maman, va chercher du pain à la boulangerie du village...

Elle entre dans la boulangerie et demande du pain.

Et la boulangère lui répond :

— *Je n'ai que des martinets et des piments.*

Bien que surprise et déçue, tous les matins la petite fille se rend encore à la boulangerie et entend dire à chaque fois la même réponse :

— *Je n'ai que des martinets et des piments.*

Et à chaque sentiment de frustration intense, elle y répond en se disant que ce n'est pas possible que ça dure, qu'elle y arrivera sûrement la prochaine fois.

Et tous les matins, pour aller à la boulangerie, elle passe devant l'épicerie du village... sur laquelle un grand panneau signale que l'on trouve du pain frais et des brioches dans cette épicerie...

Mais malgré tout, la petite fille persiste à aller chercher du pain à la boulangerie, car c'est ce qu'on lui a appris, et surtout parce que c'est **là** que **ça devrait être**, cela devrait être **normal** de trouver du pain à la boulangerie...

*(Cela devrait être normal de trouver de l'amour maternel chez maman, alors c'est légitime d'insister toute ma vie auprès d'elle ou de substituts projectifs.)*

Alors qu'elle sait qu'à l'épicerie...

## III • L'IMPÉRATRICE

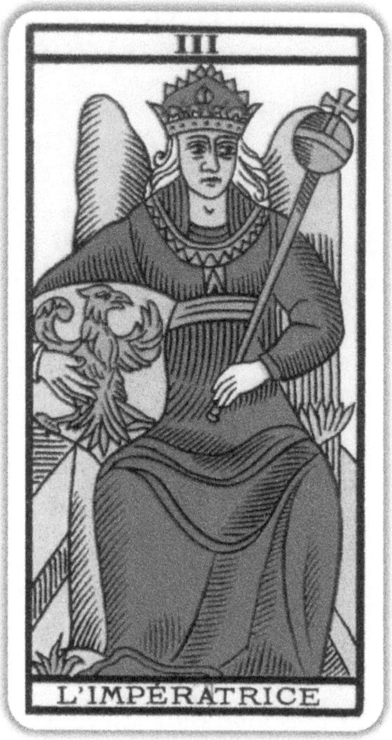


**Puissance de la parole, secret généalogique.**

**Témoignage** : honte et secret.

« Noisette » souhaite travailler sur un ressenti :

— *Personne ne s'intéresse à moi. C'est un ressenti qui me handicape tout au long de ma vie.*

Éric propose de travailler la phrase :

*« Personne ne s'intéresse à moi »*

Le casting débute :

— *Veux-tu bien être...*
***« Personne ? »***

Éric rebondit sur le mot...

— *Puisque tu as appelé personne... pourrais-tu nommer des personnes ?*

« Noisette » appelle alors sans réfléchir sa mère... deuxième personne nommée... elle entre en scène... Puis le casting continue avec une personne par mot : « **ne** », « **s'intéresse** » et « **à moi** ».

Nous nous plaçons spontanément en cercle autour de « Noisette ». Chaque personnage se nomme dans la phrase « Personne ne s'intéresse à moi ».

— Moi, le « ne », je suis tout de suite attirée par « Noisette », j'ai une envie irrésistible d'aller me placer, me coller sur son ventre. Je sens que je suis protectrice de « Noisette » ; je fais même un pas en avant vers elle, mais Éric me demande d'être patiente et d'attendre qu'il me donne le feu vert pour bouger. À ce moment-là, je me sens frustrée, ça y est, il faut encore que je me taise, alors que je sens que je peux réconforter « Noisette ». C'est mon rôle d'ailleurs !

(Le personnage est effectivement habité par son rôle : la négation. La négation peut être une protection dans ce cas, mais que nous n'exploiterons pas, pour laisser émerger autre chose. Ce n'est pas gênant que la négation se sente frustrée.)

— Éric remarque : *dis donc, pour quelqu'un qui n'intéresse personne... tu es au centre !*

Noisette ressent tous ces regards sur elle comme porteurs de jugements...

— Je me sens jugée !

Alors, à travers ce sentiment de jugement, elle évoque son ressenti d'exclusion et de désintérêt qui s'est manifesté dans sa vie et dont elle souffre encore.

Des souvenirs forts, des situations remontent en elle, en particulier le strabisme dont elle souffrait petite... Le sentiment de rejet des enfants qui se moquaient d'elle à l'école.

Le strabisme sera alors lui aussi représenté par « Milieu » qui se propose, d'autant plus qu'elle en a également souffert quand elle était petite.

L'émotion est là, « Noisette » se met à pleurer. « Milieu » qui représente son strabisme se rapproche, concerné par ce jugement. Rencontre... Reconnaissance... Début de résolution...

Mais la mère dit :

— *Ce strabisme me dérange !...* (et tout le groupe sent le froid qui passe.)

Suite aux paroles de la mère, « Noisette » fait marche arrière et rejette son strabisme de façon plus nette en l'éloignant et se sent bloquée par rapport à sa mère, (elle voit bien que son sentiment de n'intéresser personne s'enracine là). Elle verbalise clairement que « *personne ne s'intéresse à moi* » lui vient de sa mère.

Mais tout de même, « Noisette » a besoin de remettre de la distance.

— *T'es pas belle !* dit-elle a son strabisme...

Elle comprend mieux ce mécanisme de distanciation perpétuel qu'elle utilise en toutes circonstances, la distance qu'elle garde par rapport aux évènements...

— *C'est comme si j'observais...*

— *Moi, la mère, je me sens triste, profondément triste ; l'émotion se situe au niveau de ma gorge, c'est comme un nœud qui reste là coincé, quelque chose qui ne peut pas passer au niveau du cou. Comment être en paix avec le strabisme de ma fille ?... Et tout à coup, une vague de culpabilité immense arrive : oui, c'est insupportable car c'est de ma faute... Moi qui fantasmais sur cette enfant la beauté que me réclamaient mes parents ; moi qui voulais l'offrir à leur terrible jugement... Cette signature dans l'œil, comme s'il fallait éviter de voir en face, c'est mon attitude que je lui ai transmise... C'est lourd à porter. C'est mon secret, enfin plutôt celui de mon père, que je cache à toute ma famille, c'est cela qu'il ne faut pas voir... Je le verbalise...*

« Noisette » confirme, elle s'en est toujours douté.

Tous les participants se déplacent.

*« Le strabisme » fera le pas ; elle s'approche de moi, la mère... L'émotion est là, palpable... La voix douce accompagne, encourage ses gestes empreints d'une douceur telle, que l'apprivoisement se fait très vite. Au fur et à mesure que la rencontre entre le strabisme et la mère évolue et s'adoucit, il se passe quelque chose du côté de « Moi ».*

**« Moi »** pleure... comme si **« Moi »** pouvait pleurer à la place de Noisette qui ne pleure pas... Les larmes coulent doucement sur ses joues silencieusement... Celle qui joue **« Intéresse »** se rapproche, accompagne, accueille la tristesse, entoure...

— *Je me sens mieux, c'est bon, je me sens bien...*

« Intéresse » encourage « Moi » à s'approcher de la mère...

— *Oui, mais j'ai besoin que tu m'accompagnes, je ne peux pas y aller seule* !

Elles se dirigent lentement vers la mère ... À ce moment, la mère ouvre ses bras, la première rencontre est possible entre « Moi » et la mère... « Moi » est dans les bras de sa mère.

— *La mère : « Il y a beaucoup d'émotion dans cette étreinte, j'éprouve le besoin de lui caresser le visage, mes mains dessinent son visage, mes doigts se posent là, sur ses yeux, et dans un mouvement de caresses en va et vient, ils touchent et apprivoisent ses yeux, cette partie d'elle qu'elle n'aime pas, comme une reconnaissance, une intégration de cette partie-là de son visage. Petit à petit l'alchimie s'opère.*

La rencontre est forte, apaisante pour ceux qui l'observent...

(Déplacements spontanés de tout le groupe.)

« Moi » fait alors le lien entre « Noisette » et sa mère... Peu à peu les mains se touchent, se retrouvent...

« Noisette » et sa mère se retrouvent enfin dans les bras l'une de l'autre ! Un certain lâcher prise, mais encore de la retenue... Donner, recevoir... S'apprivoiser enfin ! Se retrouver doucement...

Puis, une dernière étape se dessine... Un mouvement... Une danse... dans laquelle « strabisme » trouve sa place et est acceptée par tous... Des sensations physiques très fortes, pour tous, dans le mouvement.

Tous les participants lui disent « *Tu es digne d'intérêt* » et peu à peu se rapprochent de « Noisette » et l'entourent en chœur... Les mots justes sont là.

Éric invite « Noisette » à susciter elle-même le mouvement enveloppant du groupe, par un geste, dans la confiance et la détente, expérience répétée plusieurs fois... ressentis... une respiration commune s'installe... Inspiration, Expiration... Lâcher prise, c'est bon, doux, chaud... Un rythme s'installe...

Puis soudain « Noisette », comme si elle reprenait un certain contrôle,... dit :

— *C'est bon !*

Tant qu'il y a une partie de toi que tu n'acceptes pas, il est difficile d'aller à la rencontre de l'autre. Qui est responsable ? Le ressenti de jugement qu'éprouve « Noisette » s'est focalisé autour du strabisme dont elle a souffert petite fille... Il y est question aussi d'un certain regard... Nous voyons là que le ressenti de jugement aurait pu être résolu tout simplement à travers une reconnaissance par « Noisette » de son strabisme, en faisant la paix avec ce qui a cristallisé ce ressenti. Mais, cela aurait été trop rapide et n'aurait pas pris en considération qu'il y avait un nœud ailleurs « en amont » empêchant une résolution aussi simple : ce nœud passe par la mère. (Le fait qu'elle exprime que cela la dérange relance le problème...)

Le travail en constellation a révélé ce nœud en amont qui passe par la mère. Il s'agit en fait d'une rencontre et de retrouvailles avec la mère qui ont eu lieu par étapes successives.

Cette rencontre apporte à « Noisette » une sécurité affective qui permet un lâcher-prise, une détente, une respiration... Elle confirmera, un mois plus tard, les changements de comportement qui en ont découlé.

- **Sentez-vous le poids d'un secret ?**
- **Sentez-vous « le poids » d'une parole ? ou d'une injonction ?**
- **Qu'est-ce que vous ne vous sentiez pas autorisé à dire à l'intérieur ou à l'extérieur du cercle familial ?**
- **Qu'est-ce que vous n'arrivez pas à dire ?**

# IV • L'EMPEREUR

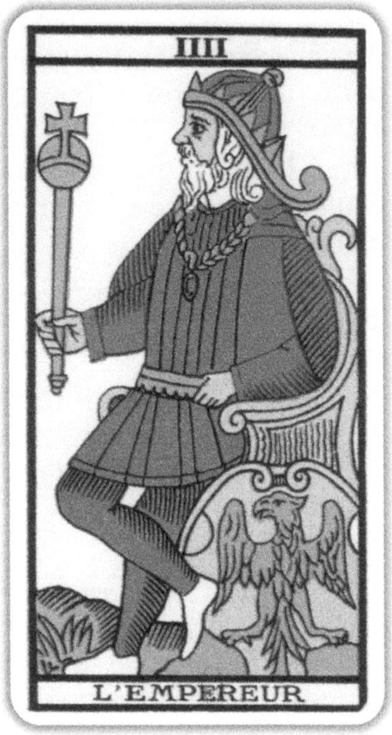


**Métiers en fonction de la généalogie, expérience du social, père matériel.**

Le chiffre 4 est celui de la stabilité, les quatre pieds de la chaise, l'équilibre dans une certaine immobilité, c'est un chiffre matérialiste, assis. Il correspond bien à l'Occident (et ses quatre éléments).

Harmoniser ces quatre étages en nous, voilà le vrai sport !

Je comprends très bien avec ma tête que c'est stupide d'être jaloux, pourtant au moindre prétexte, mon émotionnel, lui, est jaloux sans retenue, il ne marche donc pas main dans la main avec mon intellect, c'est le moins qu'on puisse dire.

*

Petite histoire sur le rôle de l'Empereur, du roi[2] :

Un jeune couple s'installe dans un immeuble et décide de refaire la tapisserie de la salle à manger. Comme les appartements dans cet immeuble sont construits à l'identique, ils décident d'aller consulter leur voisin qui vient juste de tapisser la sienne.

— *Combien de rouleaux avez-vous achetés pour votre salle à manger ?*

— *Seize rouleaux ! répond le voisin.*

Contents de cette réponse, ils se précipitent, achètent les seize rouleaux et se mettent au travail !

2. Pour le rôle du roi dans le conte, voir Chapitre I, *M...algré la mort* : Le roi c'est le principe d'intelligence. Celui qui voit, et surtout qui verbalise ce qu'il faut faire pour le royaume. Celui qui pose les bonnes questions, celles qui vont approfondir et faire avancer.
Encore faut-il qu'il accepte l'idée douloureuse que son royaume n'est pas parfait, l'idée de la remise en cause.

Ils terminent et surprise ! Il leur reste cinq rouleaux ! Comment est-ce possible ? Aussitôt, ils remontent interroger leur voisin.

— On ne comprend pas, il nous reste cinq rouleaux ?

— Ça alors ! À moi aussi, il me restait cinq rouleaux... !

*

C'est le roi en nous qui pose la question.

Pour avoir la bonne réponse, il suffit de poser la bonne question.

*Finalement, la réponse on l'a tous en nous, mais cela peut prendre des années pour trouver la bonne question.*

*

« Mi-lune » a brusquement, à l'âge de 20 ans, des angoisses de devenir folle, l'impression qu'elle *ne reviendra plus du côté de la raison*, elle est terrorisée et un psychiatre l'a déjà mise sous anti-dépresseur, ce qui n'empêche rien.

Elle ne connaît pourtant personne qui ait vécu cela, rien qui ressemble à cela dans son arbre...

Je lui demande

— *Mais qui a eu l'occasion de passer de l'autre côté, de changer de camp ?*

Et là, la réponse est évidente, par rapport à des clivages sociaux dans son arbre, dans une culture de lutte des classes.

Elle peut alors faire un lien qui la délivrera de ses angoisses.

Elle-même est en train de choisir des études et un mode de vie qui la font « passer de l'autre côté » par rapport à sa culture familiale, et l'angoisse que cela a provoqué était assez bien enfouie pour qu'elle ne se rende pas compte de l'importance de ce choix sur son inconscient.

- **Qui porte ? Qui porte la « culotte » ?**
- **Quel est le pilier de la famille ?**
- **Envers qui je me sens le devoir d'obéir ?**
- **Êtes-vous dans la continuité d'un métier qui se transmet de père en fils ou de générations en générations ? Ou qui saute une génération ou plusieurs générations ?**

## V • LE PAPE

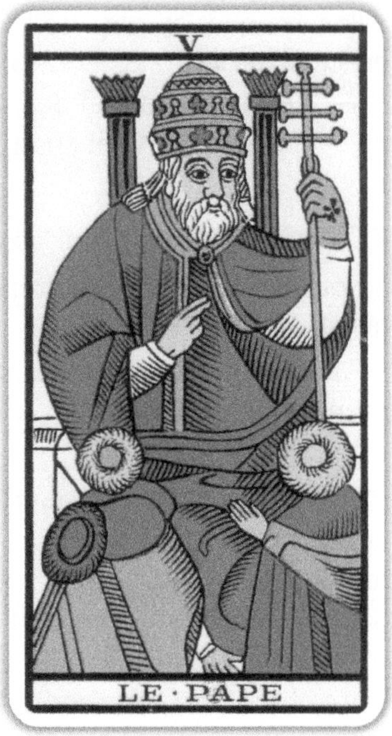


**Nous sommes potentiellement une réponse à une question de l'univers, répondre = bénir, père spirituel.**

**Témoignage** : Père distant, besoin de reconnaissance.

« Devi » fait sa constellation ; ce qui la motive dans ce travail, c'est la difficulté à rentrer en contact avec son père, trop distant.

Elle place tous les personnages de son arbre.

La constellation nous emmène très vite, en cherchant le lien au père, vers quelqu'un d'incontournable : sa mère, la grand-mère paternelle.

— *Pour moi, la grand-mère paternelle, c'est le premier rôle de figurante... Je laisse faire, en essayant de la visualiser, de la reconnaître un peu dans ma propre histoire car la mienne, de grand-mère paternelle, est loin de moi affectivement suite à une rupture familiale... Je me concentre et laisse venir. Je me sens assez vite troublée dans ce rôle-là ; pas bien, mal au cœur, triste, bizarre. Il me manque quelque chose,* **quelqu'un** *!*

Ceci amène « Devi » à parler un peu de sa grand-mère paternelle qui a eu un enfant naturel mort en bas âge. Enfant qu'elle a eu avant de se marier.

Elle s'est ensuite mariée et a eu un fils « Krishna ».

« Krishna » est le père de « Devi ».

— À la demande d'Éric, l'enfant naturel est matérialisé par un coussin qui m'est tendu. *Moi, la grand-mère paternelle, j'éprouve le besoin de le prendre dans mes bras et je suis envahie de tristesse, je pleure, pleure, pleure et serre si fort cet enfant que je tiens sur mon ventre. J'ai l'impression de vider une quantité intarissable de larmes, je suis presque recroquevillée, la tête dans le coussin que je serre toujours aussi fort. Puis je me calme, les sanglots cessent ; je suis triste, bouleversée. Puis je rentre dans une phase de recueillement et j'ai besoin de tenir cet enfant à distance ; le coussin prend alors la forme d'un petit que je tiens en avant face à moi comme pour le reconnaître, le regarder encore. Je suis apaisée et me sens guidée par je ne sais quoi... J'éprouve le besoin d'aller déposer ce coussin, cet enfant dans un coin de la pièce. J'allume la lampe qui donne un éclairage doux et le met en lumière... Et je demande à chacun de venir reconnaître l'enfant...*

Suit un défilé, comme un rituel mortuaire qui n'a pas eu lieu réellement et qui a manqué ! Très cérémonieux, beaucoup de compassion de la part de chacun. Tout se fait avec un recueillement et une spontanéité, tous guidés vers une réparation...

Le rituel est fort, tout le « clan » donne une place à cet enfant. On apprend que cet enfant a été occulté, n'a pas été reconnu par la famille...

*— Moi, la grand-mère paternelle, je suis là présente debout près de l'enfant et je les regarde tous, je guette leur réaction, presque en alerte et j'accueille leurs gestes vers cet enfant ? mon premier enfant. Tout le monde touche l'enfant sauf un, mon fils « Krishna ». Il lui est impossible de faire ce geste. Je vois ses mains qui bougent, mais il est là planté devant son demi-frère. C'est plus fort que lui, ce fantôme le paralyse. Redonner sa place à cet enfant l'obligerait lui à changer de place, à trouver la sienne. Ses bras en bougeant relèvent le début d'un processus difficile : prendre sa vraie place, pas celle d'un fantôme...*

Il ne peut pour l'instant, sans tricher et se forcer, en faire plus. Éric lui parle en chuchotant, je n'entends pas tout, ils décident de faire un arbre secondaire, le figurant qui joue le rôle de *« Krishna »*, le père, appelle des personnages de son propre arbre... Une deuxième constellation commence, je reste concentrée sur la mienne...

Le père a besoin d'être reconnu, entendu, soutenu par son propre père. Pour enfin rendre une place (de premier) au disparu, le reconnaître... Ne plus être dans le fantasme d'enfant de remplacement, s'individualiser et réintégrer sa vraie place (celle de deuxième par rapport à sa mère)...

*À ce moment-là, « Krishna » peut toucher le coussin entouré par son propre père et sa propre mère, dans un apaisement. Son père inscrit dans l'histoire de son fils la présence d'un demi-frère.*

Suite à ce décodage, il peut enfin se tourner vers sa fille, elle qui a la même place que le demi-frère. Tant que cette place était occultée, niée, son rapport à sa fille l'était aussi.

*Moi, la grand-mère paternelle, si je me transpose dans mon propre arbre, ma grand-mère paternelle a vécu trois morts d'enfants, deux présentés sans vie et un mort à deux ans.*

- **Quel genre de père auriez-vous aimé avoir ?**
- **Quel est votre père spirituel ?**
- **Suis-je rattaché à quelque chose, à quelqu'un, à un événement dans mon histoire ou dans celle de mes ancêtres ?**
- **Y a-t-il des morts cachés, non évoqués, non reconnus... dont le deuil est encore en suspens... ?**
- **Vous sentez-vous relié spirituellement ? À... ?**

## VI • L'AMOUREUX

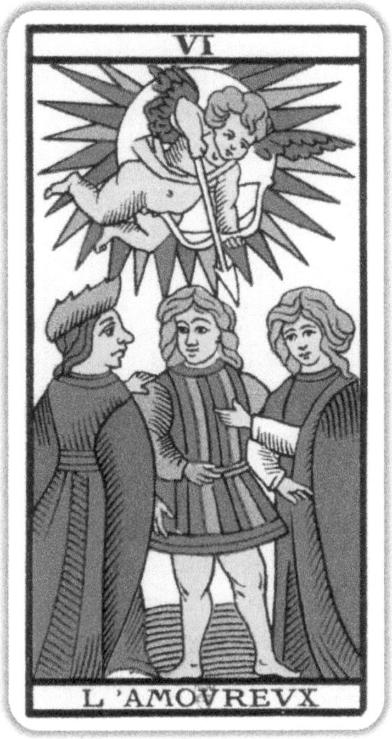


### Œdipe, choix.

**Témoignage** : « l'Amour impossible » et la guérison du père.

En ce samedi matin où il fait grand soleil... que le printemps est là éclatant, je pose un acte... de demande ; je me lance :

— *Aujourd'hui j'aimerais faire ma constellation... J'ai un problème de relation à l'homme et je fais en sorte que l'amour soit impossible.*

Pour le casting, j'appelle mes parents ; mes grands-parents ; mon arrière-grand-mère paternelle et mon arrière-grand-père ; son mari ainsi que son deuxième mari; et aussi quelqu'un pour représenter l'Amour Impossible...

L'objectif en effet lors de cette constellation, c'est de sentir, comprendre pourquoi j'ai tant de mal à vivre une belle histoire d'amour... sans honte, sans culpabilité... Pourquoi ai-je tant de mal à communiquer avec sincérité avec l'Autre, surtout s'il s'agit d'un homme, mes sentiments, mes émotions...? Pourquoi je tombe amoureuse de personnes qui ne sont pas libres...

Je rentre dans un état très particulier... D'habitude quand je travaille en constellations... Je me détends, j'ouvre... Là, je rentre dans un état de confusion avec très peu de ressentis physiques, je suis comme insensibilisée... J'ai l'impression de rôder comme un animal comme pour les sentir, chacun, chacune...

Un premier couple paraît se dessiner en vis-à-vis de « l'amour impossible », c'est celui formé par mon grand-père paternel et sa mère !

***Les grands-parents paternels :***

Je vais à la rencontre de mon grand-père paternel qui dit ressentir une douleur aux oreilles, au même moment mon arrière- grand-mère paternelle me montre sa gorge...

— *Ça y est je me rappelle !*

— *Je n'ai jamais entendu le son de la voix de mon grand-père paternel ! Je me rappelle son silence, effacé, jusque dans sa relation à sa femme.*

Ici, dans l'espace, ils sont chacun à un bout de la pièce, et lui se sent visiblement mieux près de sa mère. Lui, sa femme, sa mère, forment un triangle central dans la constellation… Un autre triangle évident est celui composé de mon père, ma mère et moi.

Entre eux, « l'Amour Impossible ». Ici aussi…

Je contourne mon grand-père paternel pour aller vers sa mère. Je vais la prendre par la main, nous voici réunies ! Je me sens très reliée à cette femme que j'ai connue lorsque j'étais toute petite fille.

Tout au long de cette constellation, je la sens très présente, chacun de ses gestes et ses regards seront là pour confirmer ce que je pressens, comme un accompagnement. Je l'emmène vers sa belle-fille…

La rencontre est comme qui dirait explosive ! Tout proche, « l'Amour Impossible » est tout proche, comme un détonateur... L'altercation est violente, beaucoup de dureté et de souffrances accumulées… Une dispute éclate autour de « l'Amour Impossible ».

— *Tu ne l'auras pas cet amour…*

Une rivalité, une vengeance... Comme si le bonheur de l'amour, qui n'a pas été saisi par l'une ne pouvait pas être connu par l'autre. Comme si la mère ne voulait pas lâcher son fils à la belle-fille.

Éric intervient et protège l'une contre l'autre. La grand-mère va alors se placer à coté de « l'Amour Impossible »... Elle se sent tout de suite apaisée comme si « l'Amour Impossible » la nourrissait et la calmait… De par sa position, il lui permet aussi de jouer à cache-cache avec son mari. Il est comme une protection, un bouclier !

*(Cet amour impossible-là est apparemment œdipien.)*

*(Une autre constellation secondaire est créée autour de cette découverte...)*

### *Ensuite le père*

Je vais voir mon père, le premier homme de ma vie… Lorsque je passe auprès de lui, je ressens des frissons et à ce moment de retrouvailles... de la colère… Je me retrouve devant lui, il est souriant mais silencieux… Je le prends par les épaules, je le secoue…

J'aurais eu envie qu'il réagisse, qu'il me parle, qu'il me manifeste ses émotions, ses sentiments... Non ! le silence...

J'ai été la fille de mon père... Je me souviens de son amour, de la tendresse qu'il me manifestait, j'étais « sa grande »...

Je me souviens aussi de ses silences lorsque je ne suivais pas le chemin qu'il souhaitait... un silence que je ressentais de façon violente et qui me mettait hors de moi.

J'ai souvent agi en fonction de lui, pour ou contre lui... pour lui plaire comme toutes les petites filles pour leur papa, et je me suis aussi débattue dans les filets d'un piège que j'ai toujours senti sur mes épaules... celui d'un amour incestueux du père pour sa fille.

Mon père n'a jamais pu me dire que cette relation était un Amour Impossible... Il n'a pas pu me transmettre ce message structurant et qui porte vers l'avenir : « *trouve quelqu'un de mieux que moi* » !

### ***Rencontre entre mon père et sa mère***

Je l'amène alors vers sa mère... qui a été si importante pour lui... la femme de sa vie...

Je me souviens des circonstances qui ont entouré leur disparition à un mois d'intervalle, il y a quatre ans, et du rôle de lien que j'ai été pour eux à ce moment-là !

Et puis soudain, je les vois côte à côte et j'ai l'impression d'être en face de mes parents... « *Un nouvel Amour impossible* » souligne Éric !

Un amour en effet qui a été très puissant et parfois terriblement douloureux pour ma mère qui a eu tant de mal à trouver sa propre place entre eux... Un amour déchirant pour mon père aussi qui, je le crois, n'a pu devenir vraiment lui-même et révéler toutes ces potentialités... déchiré qu'il était ! Ce qui m'éclaire sur son impossibilité à m'apprendre que mon amour incestueux pour lui était un amour impossible.

Mon père recule, mais ne peut pas parler...

Si lui n'a pas pu dire Non ! Moi, là, ici et maintenant, je peux le lui dire. Au moins cela !

Car, moi, devant tous ces manques, ces avortements, ces essais infructueux, ce manque de toucher, de tendresse, je me sens fatiguée, mais il y a une chose que je sens et dont je suis sûre, c'est que je ne veux plus de cet amour impossible, œdipien.

Je me relève et me sens rassurée, je suis envahie par une vague de chaleur, et a priori je ne suis pas la seule… Tout le groupe a très chaud, mon « *non !* » résonne encore…

Je transforme « l'Amour Impossible » en amour, un possible… sur lequel je peux m'appuyer… une petite lumière…

Et il suffit d'une toute petite lumière pour chasser l'obscurité !…

- **À qui restez-vous fidèle dans vos choix amoureux ?**
- **Vous sentez-vous libre dans votre choix ?**

# VII • LE CHARIOT

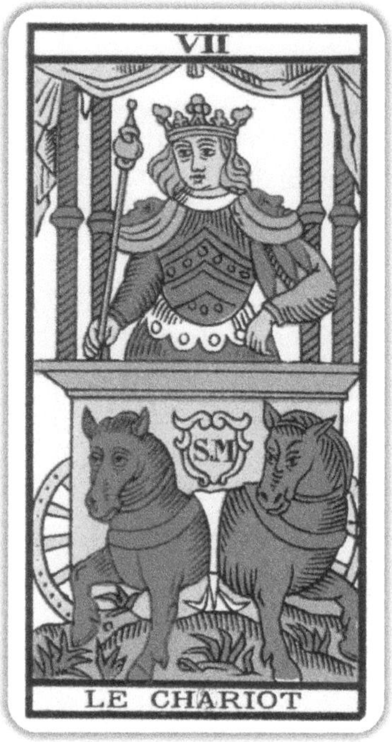


**Ego, complexe d'infériorité, de supériorité, conduite d'échec, stade anal, dignité.**

**Témoignage** : Le fantôme.
Une Constellation dans le noir

— *Moi « Tilak », Je veux travailler sur ma difficulté à ne pas être envahie par mon côté amorphe.*

Parmi les participants, elle choisit de représenter :

- sa mère,
- la partie amorphe,
- son père,
- ses grands-parents paternels, représentés par un seul figurant.

— Moi la Mère : *Les ressentis sont plus forts du fait de l'obscurité. Je me sens, davantage comme un fantôme qu'une personne vivante, désincarnée, un esprit ou des esprits plus qu'un corps ; je fais partie du clan des morts qui me happe vers une autre dimension.*

*Je me sens tirée en arrière par quelque chose de plus fort que moi, très loin, je manque d'énergie.*

*Je ne me sens pas attirée par ma fille « Tilak », ni par personne autour de moi mais par l'arrière, loin derrière moi ; j'ai froid ; mes forces m'abandonnent. Je suis obligée de m'asseoir à terre pour ne pas tomber, puis je m'allonge. Je suis tirée en arrière. Au fond, très loin.*

Tout le groupe, plongé dans le noir, sent la présence de la mort de manière corporelle.

— Moi, le père, *dans ce noir, je sens « Tilak », je suis dans sa direction, je la regarde et c'est alors que j'ai une vision très forte et fugace d'un visage qui se transforme en visage blanc ; cette vision me déstabilise, c'est comme une vision de fantôme.*

On apprend par « Tilak » que son frère s'est suicidé, le fantôme commence à prendre sa place. Mais la mère sent quelque chose de plus fort, elle est traversée par l'image du grand-père maternel. « Tilak » est surprise, mais elle confirme que le grand-père est mort lui aussi de manière tragique à la guerre et que la date du suicide du fils correspond à la date de la mort de son arrière-grand-père...

— Moi, qui représente les grands-parents paternels, *peu à peu, je suis envahi par une vague de chaleur, je ressens beaucoup d'énergie... Je ne comprends pas vraiment ce qui se passe... Je sens que le groupe a besoin de se rassembler. À un moment, j'entends le père se plaindre d'avoir froid,... Comme j'ai très chaud, je me dis « je vais aller partager cette chaleur... », c'est un peu à l'instinct. Je vais me placer près de mon fils.*

— Moi le père, *j'ai froid... mes parents se mettent dos à moi et alors là, mes cellules se réchauffent et je me sens nettement mieux !*

Grâce à cette nouvelle impulsion donnée par le père, la mère refait surface dans le cercle formé autour de « Tilak », à la gauche de son mari et là elle se sent mieux, avec plus d'énergie ; elle recherche l'appui de son mari.

Tout le groupe se retrouve en cercle avec la partie amorphe qui cherche à trouver sa place dans le groupe. Le message du groupe est clair : « *tu ne passeras plus !* ».

La partie amorphe reprend alors sa place parmi les morts. « Tilak » intègre lentement la situation dans ses cellules... émotions... Elle accepte de reconnaître cette partie amorphe en la nommant du nom de cet arrière-grand-père, de cette souffrance qui ne lui appartient pas.

Quelque chose prend forme, elle découvre une nouvelle manière de gérer ce côté de sa personnalité.

### Ressenti dans le noir

*Les ressentis et l'acuité sensorielle sont exacerbés, comme s'ils « arrivaient » plus vite et d'une façon plus intense. Dans le noir, c'est incroyable, les hallucinations, les représentations visuelles en noir et blanc sont possibles ; et nous avons aussi ressenti la diffusion de la chaleur et de l'énergie qui se transmettent encore plus vite !*

*Dans le noir, nous avons l'impression de repartir très loin dans le temps. Il y a aussi une plus grande liberté de mouvement.*

- **Vous sentez-vous sûr de vous ?**
- **Avez-vous une bonne estime de vous-même ?**
- **Y a-t-il des facettes de votre personnalité qui vous troublent ? Qui vous dérangent ?**
- **Que ressentez-vous au sein de votre famille ? Au sein d'un groupe ?**
- **Quelle est votre action dans le monde ?**

## VIII • LA JUSTICE

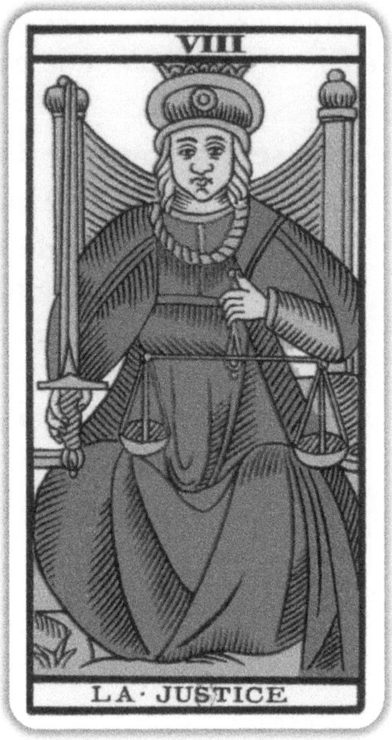


**Sortir de la culpabilité liée aux règles familiales, notion d'injustice, mère qui tranche.**

**Témoignage :** trouver sa place.

Dans cette constellation, Moi, « Magicienne », je cherche ma place. Et lorsque je me décide à faire ma constellation, j'ai envie que ce jeu m'apporte la lumière sur mon père et mon grand-père paternel, qu'ils me rassurent sur ma **place** dans ma fratrie.

Du côté de mon père, il se passe quelque chose d'inattendu : en effet, je l'attendais plus proche de moi, mais il se rapproche de son père et lui reste « scotché » pendant toute la constellation. Par contre, il y a des retrouvailles entre ma mère et sa propre mère. Retrouvailles, danse, joie, apaisement.

Ces retrouvailles entre ma mère et ma grand-mère maternelle me font du bien.

À ce moment-là, elles se dirigent vers moi et là, ma mère permet enfin à ma grand-mère maternelle de me donner de l'amour, et ce sont des retrouvailles si bonnes, si douces... grande émotion. Je suis envahie par la tendresse de ma grand-mère qui me prend dans ses bras et qui me parle doucement, puis elle me lâche en me disant d'être moi-même, de faire de belles choses, de bonnes choses.

C'est un moment très intense. Il n'y a pas eu pour moi de contact direct avec ma mère, qui est restée dans sa propre bulle, mais elle a pu retrouver l'amour de sa mère et elle a permis cette rencontre avec ma grand-mère maternelle chérie. J'ai pu lui dire au revoir, chose que je n'avais pas pu faire lorsque celle-ci est décédée. De ce côté-là je suis apaisée, bien que ce ne soit pas ma première préoccupation.

Bien qu'après tout... une fois reconnectée avec la lignée des femmes, quelque chose me saute aux yeux.

En fait, dans cette constellation, aucun des hommes ne semble avoir d'intérêt pour moi, hormis mon époux, celui que j'ai choisi.

Même pas les grands-pères ; même pas mon frère que je croyais être plus proche de moi, avec qui j'avais une certaine complicité. Mais il y a aussi beaucoup d'autres choses !

**Je retrouve alors la sensation que j'avais, petite, de n'exister que dans les limites de leur représentation du monde des filles**. La parole est réservée au monde des garçons, même s'ils ne l'utilisent pas ; il y avait une grande difficulté à faire circuler la parole, d'où la suggestion d'Éric de parler plus.

Et là, chacun s'est nommé à moi et je lui ai répondu : « Moi, Magicienne ». La parole fut comme une balle de tennis qui m'était renvoyée par chacun des personnages avec une telle concentration que chaque échange était riche en émotions. Lorsque je suis arrivée à affirmer haut et fort : « Moi, Magicienne », ce fut un moment intense, une re-présentation à hauteur égale et à poids égal, une réaffirmation de ce que je suis.

Le plus difficile fut avec ma mère et le jeu a consisté à parler de plus en plus, à m'affirmer de plus en plus fort face à cette constellation familiale. Ma voix s'est affirmée et nous avons fini par une danse.

Toute la constellation était en mouvement avec moi, c'était moi qui donnais le mouvement et chacun devait garder sa position par rapport à moi. Ce fut un moment joyeux.

Après ces diverses retrouvailles, mes enfants se sont rapprochés de moi et ensemble, un de chaque côté, nous sommes sortis gaiement vers la lumière. C'était beau.

Dans cette constellation, j'ai pu dire et m'affirmer face à ma mère. Je me sens plus forte, plus moi, plus à même d'affronter la vie et d'assumer ce que je suis et de m'affirmer en tant qu'artiste, en tant que femme, en tant que personne responsable. Bref, une femme vivante dans son temps, dans sa famille, dans son monde. Je me crée. Une grande jouissance, qui grandit petit à petit. J'en nourris chacune de mes cellules.

Une grande sérénité s'installe, un grand bonheur d'être près de mon compagnon et de mes enfants. C'est bien là que je suis le mieux. C'est bien là ma place !

En partant de chez moi, le déplaisir de mon mari était manifeste, ainsi que son silence. Mon retour s'est fait dans une toute autre atmosphère. Je suis accueillie, avant même d'avoir retiré mes chaussures, par mon mari qui me parle de ce qu'il a fait pendant mon absence. Là, je sens qu'il s'est passé quelque chose.

Cependant, ce quelque chose, si précieux et si bon, je sens bien qu'il est à cultiver chaque jour.

- **Quelles sont les règles familiales qui vous ont pesées ou qui vous pèsent ?**
- **Quelles croyances se cachent derrière ces règles ? Ces règles du jeu...**
- **Ici et maintenant, qu'y a-t-il à trancher ? À ôter ?**
- **De quoi pouvez-vous vous alléger ?**

## IX • L'HERMITE

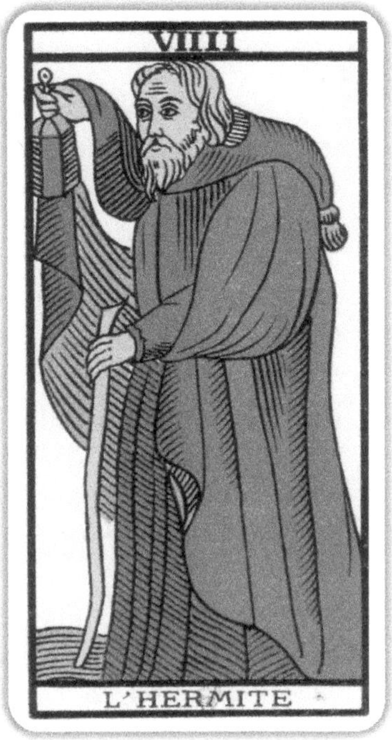


**Père guide, thérapie, père absent ou mort, stérilité, passage/naissance.**

**Témoignage** : Passages.

Aujourd'hui, je voudrais aborder la relation avec mes enfants. Éric remarque qu'en m'exprimant, je le vis à travers ma gestuelle. Il propose alors une expérimentation, la constellation gestuelle. Cela me convient tout à fait !

Les personnages représenteront des mouvements :

- Le 1er mouvement : bras vers le ciel traduit quand je m'évade du quotidien par la pensée, ce qui agace mes enfants ;
- Le 2e mouvement : un tour, il représente ma signature corporelle, une partie de mon identité ;
- Le 3e mouvement : poings vers la terre, expriment le désir de mes enfants de me ramener à leur quotidien, auprès d'eux, joués par les personnages représentant les enfants.

La constellation démarre, chacun fait son geste. Le mouvement de tour me semble trop accéléré, je le sens trop rapide, et cela crée une tension en moi. Je lui demande de faire le mouvement plus lentement et à ce moment-là une certaine douceur s'installe, les enfants sont dans le mouvement et dans le rire. Sous l'impulsion d'Éric, je vais danser autour des personnages et à un moment je fais face aux deux mouvements, le tour et le mouvement d'envol vers le ciel. Je suis derrière en retrait par rapport aux enfants, et là je me sens perdue, je ressens des contractions utérines.

Je mets en lumière mes difficultés liées à l'enfantement, la difficulté à « donner naissance », à « mettre au monde »... Les fausses couches que j'ai vécues dans ma chair ; celle que ma mère a vécue quelques années avant ma naissance et de façon très traumatisante. Ces histoires de mère en fille... Ces histoires de femmes...

Alors je ressors du champ et me mets en observatrice à la droite des enfants.

— *À ce moment-là, moi l'aîné, je ressens un énervement certain, un agacement. Qui se traduit par un balancement de droite à gauche, type culbuto pour chercher à voir ma mère. Mais à quoi joue-t-elle ? Ma mère se déplace et dans cette configuration, je la cherche, où est-elle ? Elle arrive toujours à se mettre dans une position où je ne la vois pas ! Je ne la vois jamais ! Je me redresse, je la cherche, c'est comme un jeu de cache-cache. Elle est loin, sur ma droite, et nous sommes séparés par les autres enfants. Je dois m'extirper de cette position pour capter son regard. Je me relève donc et là... je deviens rebelle et direct. Corporellement, je me place comme dans des starting-blocks prêt à démarrer. À partir de cet instant, je cherche la confrontation, je le ressens fortement.*

Moi la mère, je m'approche de l'aîné, au même niveau, au sol à genoux. Je me sens envahie par une culpabilité : je suis une mauvaise mère. Et à cet instant, soutenue par Éric qui me dit « *eh oui ! L'angoisse de la mauvaise mère, c'est un classique !* » ce qui me permet de sortir par le rire. L'humour me redonne du « jus » c'est comme un clin d'œil et je prends du recul par rapport à la tristesse qui me gagne.

— *En moi, l'aîné, je sens à la fois comme un bouillonnement, mais aussi comme une paralysie intérieure. Physiquement, je suis bloqué dans mes starting-blocks. Même placé au plus près de toi ma mère, je ne peux être en contact, te regarder au plus près je le peux, mais c'est très dur. Et soutenir ton regard m'est impossible.*

— À cet instant, je me dissocie au niveau émotionnel pour pouvoir entendre sans partir dans un effondrement immédiat. J'utilise toutes les ressources de la constellation. Je sens que ce qu'il va me dire sera fort et peut contenir des sentiments violents. Si je me ferme à l'effondrement, il pourra parler.

– *Alors moi, l'aîné mais tout petit, prostré dans « j'y vais, j'y vais pas », est-ce que je peux accepter en moi ces ressentis ? À quatre pattes devant ma mère, tête vers le sol, j'avance, je n'avance pas, je redresse la tête, mouvements de balancier et j'entends la voix d'Éric : « elle est plus forte que tu ne crois... Est-ce que tu crois qu'elle ne peut pas entendre ? »*

Après un long moment de silence ; du courage, il m'en a fallu un peu et, à quatre pattes devant ma mère... les mots sortent :

— *J'ai honte. J'ai de la haine ! Tu m'envahis ! Je ne peux pas te regarder en face !*

Mais j'y arrive, je soutiens son regard et très vite la tristesse m'envahit et je m'effondre, je pleure. À cet instant, ma mère m'accueille dans ses bras « *Je t'aime* ». Dans ce contact à ma mère, tout n'est que mouvement. J'entends des mots, des compliments, je me blottis près d'elle, si près que mon corps tout entier n'a qu'une envie... ma tête cherche, cherche son sexe, cette partie d'elle d'où je viens... où j'ai envie de retourner. « *Ce chemin-là... tu ne peux pas y retourner* » me dit-elle. Alors je reste là blotti, je me calme, me ressource, m'apaise. Puis je me « dé-fusionne » lentement, à la recherche de la bonne distance entre elle et moi ; comme une re-naissance...

— Moi la mère, *en entendant « j'ai honte, j'ai de la haine », je prends tout. Je n'ai pas envie de tout prendre. Une partie n'est pas pour moi. Devant mon enfant je suis seule : il manque quelqu'un près de moi... le père est manquant ! C'est ce qu'il me faut pour « le mettre au monde »... (Rebondissement dans la constellation... la suite fera intervenir d'autres personnages...)*

Le lendemain, c'était l'anniversaire de l'aîné... Ce fut une belle fête, je me suis sentie proche de lui et détendue... Comme si ce qui avait été dit la veille allégeait notre relation et créait une meilleure distance !

Depuis, je peux mieux entendre et accepter les sentiments négatifs qu'il exprime à mon égard, sans me sentir blessée dans mon identité et sans m'effondrer.

- **Sentez-vous des zones d'ombre dans votre passé ?**
- **Quelles sont les rencontres fortes dans votre vie ? Celles qui ont marqué un tournant dans votre existence ?**
- **Qu'est-ce qui est en train de changer pour vous ?**
- **Quelle est votre nouvelle quête ?**
- **Avez-vous besoin de renaître ? Peur d'un passage ?**
- **Avez-vous des difficultés à « mettre au monde » ?**

## X • LA ROUE DE FORTUNE

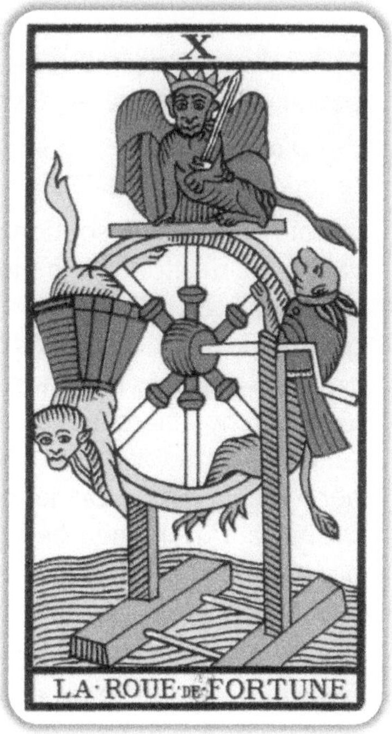


**Évènements, intervention extérieure.**

Voyage intérieur.

S'affirmer par rapport au père, accepter de le dépasser, voilà une rude tâche. Qui revient à s'affirmer en tant qu'homme. Surtout quand, comme pour « Grand Silence », le père tyran est devenu sympa entre temps.

Du côté de la mère, qui s'appelle Renée et suit un enfant mort, la difficulté transmise est de se sentir à sa place.

Rien donc pour contrebalancer le « mâle dominant » qu'était son père.

En régression énergétique, on travaille sur sa difficulté à s'opposer aux autres : il visualise une masse informe et sombre... Quelque chose d'impalpable, inabordable, et il faut du temps pour qu'il s'avère contenir... plusieurs portes, fermées... que « Grand Silence » hésite à ouvrir... tiens, tiens ? Il y en a cinq, il se décide pour celle du milieu, avec déjà de toute évidence une certaine appréhension, comme si certaines de ces portes étaient dangereuses à ouvrir.

(Prenez ce qui suit comme un conte, comme une réalité, comme le langage de l'inconscient, bref, comme vous voulez.)

La porte du milieu donne sur une plage, il y est seul : c'est un tableau idyllique, il s'y sent bien, comme une sorte de Tarzan, avec une sensation extraordinaire de force.

La première porte à gauche est un tunnel sombre qui débouche apparemment sur une grotte (maternelle ?).

Jusque là, il évitait soigneusement le côté droit ( côté masculin), en l'orientant doucement, il s'en approche mais n'arrive pas plus loin, les jambes coupées, une envie forte de s'asseoir et de « boire une bière », je n'insiste pas et nous remettons le travail à la prochaine séance...

Deuxième séance : nous décidons ensemble de respecter l'ordre des portes de gauche à droite, car il y a apparemment une progression.

La première à gauche est un tunnel comme un cordon, souple et rond, c'est le seul chemin, qui débouche sur une grande grotte, d'un volume extraordinairement vaste, mais sans lumière extérieure. Il y est absolument seul, il n'y a aucun signe de vie. C'est neutre et doux et il peut ramener de cet univers une sorte d'apaisement dans le cœur.

La deuxième porte donne sur une lumière blanche sans contour, sans repères (sans re-père ?). Cette lumière n'est qu'un rideau à traverser, après quelques difficultés, il traverse et derrière apparaît une campagne paisible et agréable, très habitée cette fois, beaucoup d'animaux et la présence légère de gens sereins. Les sensations associées sont de l'ordre de l'émerveillement, le plaisir d'observer, de marcher. Par contre, ce qu'il peut ramener de cet univers n'est pas une sensation mais un bouquet de trois coquelicots, coquelicots éternellement frais.

Le paysage derrière la troisième porte (celle qu'il avait déjà visitée) présente maintenant de légères différences, il ***se voit*** sur la plage, il devient donc témoin de lui-même, témoin d'une solitude, la plage comme un tableau de quelque chose d'idéal, il y a un cadre, et comme présupposé un ailleurs autour du cadre qui serait encore plus « réel » . Il décide de se donner le bouquet de coquelicot pour se sortir de cet isolement un peu factice. Alors quelque chose se fissure, comme une remise en question du « Tarzan », (il n'est plus toujours témoin), il se retrouve dans la peau de Tarzan qui se sent sensible, désemparé, profondément triste, le paysage n'est plus si paradisiaque, comme si la situation comportait un faux semblant, quelque chose fait en force, superficiellement, il tombe à genoux et craque : son besoin d'être entouré, câliné, fait surface brutalement, déclenché par un simple bouquet de coquelicots... Devant un appel si pressant, il décide d'y répondre lui-même et se prend dans ses bras, se câline, et c'est bon ! Il retrouve la force du tout début de la « plage », mais plus profonde, une force intérieure, au point de se sentir physiquement un géant de deux mètres cinquante et de deux cents kilos (il a même besoin d'ouvrir les yeux pour vérifier ce qu'il se passe). Il ramène de cet univers un cœur de géant, puissant et gonflé, de géant, et cette fois, c'est quelque chose de complètement nouveau (et d'énorme) pour lui.

Avec ce cœur gonflé à bloc, il se présente à la quatrième porte, quelques difficultés encore l'attendent, il a besoin de rouvrir la porte plusieurs fois, car tout s'efface s'il s'y engage, puis, il descend des escaliers, une autre porte, une salle de concert, musique agréable, plein de monde. Il cherche quelqu'un… c'est sa compagne… Il la retrouve dans la foule, en criant, plaisir d'être ensemble tous les deux et parfaitement intégrés dans la foule environnante. Ce qu'il ramènera de ce quatrième univers c'est sa compagne et un grand rire de communion.

Je vous laisse deviner (délirer) la cinquième porte…

« Et moi pendant ce temps-là, je tournais la manivelle… »

- **Sentez-vous qu'il y a pour vous une (ou des) énigme(s) à résoudre, des portes à ouvrir ?**
- **Imaginez ce qui pourrait vous apporter un petit coup de pouce aujourd'hui ?**
- **Quels évènements, circonstances, rencontres… pourraient faire tourner la roue ?**
- **Êtes-vous prêt à prendre ce qui vient (même si c'est incongru comme un bouquet de trois coquelicots), en ayant confiance que cela sera utile à votre but, à votre destin ?**

## Histoire de désert et d'oasis :

C'est l'histoire d'un gars qui marche dans le désert depuis trop longtemps… Le soleil tape fort, le dessèche... Ses pieds ont peine à le porter… Et surtout, il n'a plus une goutte d'eau dans sa gourde. Il a soif… soif… très soif…

Sur ce, arrive tranquillement, du fond de l'horizon surchauffé, sorti de nulle part, un bédouin campé sur son dromadaire… Mais oui un bédouin ! Et ce bédouin s'approche. Sur son dromadaire pendent des cravates…

Mais oui, des cravates ! De très belles cravates ! Le bédouin lui fait comprendre qu'il n'a pas une goutte d'eau, il n'a plus rien à boire ! Rien de rien ! Mais par contre, il veut bien lui offrir une cravate.

Non mais franchement ! C'est trop fou, trop de déception surtout... sa soif le tenaillant, il envoie « bouler » le bédouin, son dromadaire et ses cravates... et continue seul.

Puis il aperçoit alors un point dans le lointain... une oasis verte, accueillante, rafraîchissante... ses remparts de terre cuite et sa grande porte. Non, il ne s'agit pas d'un mirage... Il approche tout ragaillardi... Il court même...

Il aperçoit alors un grand panneau à l'entrée de l'oasis sur lequel il est écrit : « cravate obligatoire ! »...

Rappelez-vous cette histoire pour rester ouverts et sans préjugés sur tous les petits cadeaux que vous offre le destin, des clés qui, sûrement un jour, ouvriront des serrures. Merci...

## XI • LA FORCE

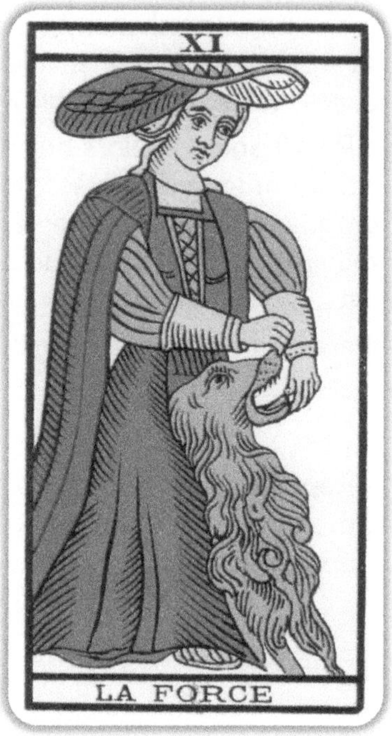


**Témoignage :** L'existence du couple.

Suivant le protocole habituel, je choisis de représenter mes parents, mes grands-parents maternels, mon arrière-grand-mère maternelle, mon frère aîné, ma sœur, mon fils aîné, des personnes que j'ai toutes connues.

Je positionne tout le monde face à moi, en demi-cercle, ma sœur à ma droite, mon arrière-grand-mère légèrement décalée en arrière des grands-parents.

L'envie soudaine, face à tout ce petit monde, de demander à chacun de nous regarder nous, les deux sœurs et oser dire vers qui se tournent leurs regards. Ce fut très troublant pour moi, entre ceux qui ont osé dire et ceux dont le regard parlait. Au départ, je n'avais pas donné d'information quant à ma gémellité et les circonstances de notre naissance : un souci de survie avait été évoqué à la naissance de ma sœur. L'attention portée par le regard en disait long sur la position de chacun au sein de la famille, la différence d'attachement et de préoccupation par rapport à chacune d'entre nous. L'échange de regard avec ma grand-mère fut d'une très grande intensité : « *Je sens beaucoup de tristesse chez toi* » me dit-elle. Des larmes coulent doucement. Je me sentais très proche affectivement de ma grand-mère, mais elle aussi était profondément triste et d'où venait cette douloureuse tristesse que nous avions en commun ? « *C'est à cause de mon mari, ton grand-père, il ne comprend rien ! il ne comprend rien !* » En effet la position de mon grand-père m'interpelle :

— *Et toi, tu ne te positionnes pas ? Comment nous vois-tu ?*

— *Vous êtes mes petites filles jumelles et je suis très attaché à vous deux, me répond-t-il.*

— *Comment attaché ?*

Je sentais qu'il fallait que je le pousse dans ses retranchements. Je n'avais pas peur, je me sentais centrée et solide. Éric me demande alors de donner quelques informations :

— *Nous sommes nées le même jour que lui : comme cadeau d'anniversaire, deux petites-filles !*

— *Adorées !... ? dit-il.*

De la colère en moi, je n'arrivais pas à croire ce qu'il me disait, comme s'il se retranchait derrière une carapace, une image de force factice, sur la défensive. Comme si ce qui le liait à nous deux était que lui aussi était *double.*

La grand-mère s'effondre et elle a envie de se retirer du cercle, de sortir, elle s'assoit le long du mur et elle se met à pleurer, pleurer... Face à cet homme, mon grand-père, campé là, rigide, devant moi, je cherche quoi ?

Et ma grand-mère qui va mal !

Quel regard porte-t-il sur moi ? Sur nous ? Sur sa femme ? Oh là là, ce n'est pas clair !

*— Moi, l'arrière-grand-mère, je me dirige vers ma fille mais bien incapable d'être sa mère ; elle pleure mais les rôles sont inversés... Je suis une petite fille devant ma fille ; je me sens très désemparée pour la consoler. Je ne peux pas, je n'ai pas la force.*

Devant cette situation, ma mère décide de remplacer l'arrière grand-mère tétanisée, elle va rejoindre sa mère donc ma grand-mère pour s'occuper d'elle. Image inversée d'une mère dans les bras de sa fille.

Qui console qui ? Et le grand-père dans tout cela, planté là !

— *Quel rôle tu joues ?*

— *Eh bien mon rôle de grand-père, je reste fort, je ne vois pas ce que tu veux me faire dire ?*

— *Ton rôle ? T'as jamais su tenir ton rôle. Que fais-tu en voyant la souffrance de ta femme ? Tu n'as su parler d'elle qu'en parlant de la mère !*

Je sens de la colère en moi, de l'incompréhension.

Mon arrière-grand-mère se sent mal ...

— *Il manque quelqu'un ! dit-elle.*

*— Moi, l'arrière-grand-mère, en léger retrait, je sens qu'il manque quelqu'un près de moi, mais je ne le verbalise pas tout de suite, c'est fugace. J'entre dans le cercle, à ma droite, Éric (le*

*thérapeute) et à ma gauche le grand-père maternel, peu à peu, je sens une tension qui monte, la violence en moi, je la sens, je la reconnais, elle est là ! Qu'est-ce que j'en fais ? Comment la canaliser ? Dans un premier temps, je sens l'énergie dans ma main droite, puis ma main se met à trembler, j'ai quelque chose à faire mais quoi ? Je sens l'accompagnement d'Éric. Je laisse mon corps parler… J'ai mal à la tête… « Il manque quelqu'un près de moi, un homme ! »*

Il manque effectivement son mari, pièce maîtresse absente de la construction, je m'aperçois de toute son importance, j'en éprouve le manque. Je veux que cette personne soit représentée et je demande alors à mon frère de jouer ce rôle de mon arrière-grand-père ; il est tout de suite investi de ces nouvelles fonctions comme s'il attendait ce changement de donne…

À partir de ce moment-là, tout bascule dans cette constellation : c'est comme une alchimie qui s'opère.

— *Moi, l'arrière-grand-mère, lorsque l'arrière-grand-père vient près de moi et me prend par la main... alors tout devient possible ; je me sens mieux, une force nouvelle vient peu à peu m'habiter « Je ne peux être mère que si je suis une femme pour un homme, être femme pour devenir mère. Je peux enfin apporter à ma fille ce dont elle a besoin.»*

Un trio se forme : père, mère et fille.

Ma grand-mère semble s'en nourrir peu à peu… Elle prend le temps pour s'imprégner de ces nouvelles sensations, de cet amour qui vient l'apaiser… et faire naître de nouvelles forces.

Le grand-père parle, il parle beaucoup ; il est dans « le vouloir comprendre » et vouloir se justifier.

— *Qu'est-ce que je ne comprends pas ?*

La grand-mère, régénérée, se met alors à genoux devant son mari.

— *Mais qu'il est bête, qu'il est bête ! tu ne comprends pas que je t'aime !*

« Il y a des choses qu'on ne comprend pas avec la tête ! » Un silence fort et plein se fait, il se laisse aller, il flanche… Le grand-père et la grand-mère sont là dans un face à face, encore dans un certain affrontement… Ils vont l'un vers l'autre… pas à pas… besoin de temps… besoin d'espace. Trouver la juste distance. Le grand-père debout et la grand-mère à genoux qui lui tend les bras... La force du faible, abandon et ouverture. Comme une vierge devant Dieu ! Il accepte de recevoir ces mains devant lui et finit par s'agenouiller devant elle comme une reconnaissance.

Entre temps, mon père a rejoint ma mère et moi je décide d'aller les rejoindre avec ma sœur pour prendre un peu de bon temps dans leurs bras… Difficile de me nourrir de cela... J'ai besoin de prendre de la distance pour évacuer ce qui me nouait les tripes… L'émotion est là. Sanglots qui viennent de loin, de très loin …Comme une libération au fur et à mesure que le contact se fait entre mes grands-parents. Il a fallu du temps pour que s'opère cette magie…

« C'était si simple et pourquoi, pourquoi ce n'était pas possible ? »

Comme si l'amour était là en filigrane et était retenu par… on ne sait quoi… carapace… peur d'être faible… par cette place de l'homme dans cet échiquier de vie !

J'ai eu besoin de voir ces trois générations réunies par couple, debout devant moi dans cette étreinte à deux. Oui, c'est possible et c'est là sous mes yeux comme une photo que je n'oublierai jamais.

Je visite chacun de ces couples comme pour aller les reconnaître et les remercier de s'être réunis. C'est beau, c'est bon ! Champ de vision élargi et ouverture du cœur possible maintenant. Beaucoup d'énergie positive dans cette constellation pour une belle réparation.

Merci à vous tous pour cette belle matinée et cette belle avancée dans mon cheminement.

*Ce fut un samedi matin plein de soleil et de grâce... Un groupe présent dans un bel unisson… en lien... entre ciel et terre.*

- **Et la force pour vous, ce serait comment ?**
- **Laisser faire... ? Maîtriser ? Contrôler ? Lutter contre le courant ou épouser la vague ?**
- **Qu'est-ce que la faiblesse pour vous ?**
- **Que cherchez-vous à dompter ? Votre animalité ?**

## XII • LE PENDU

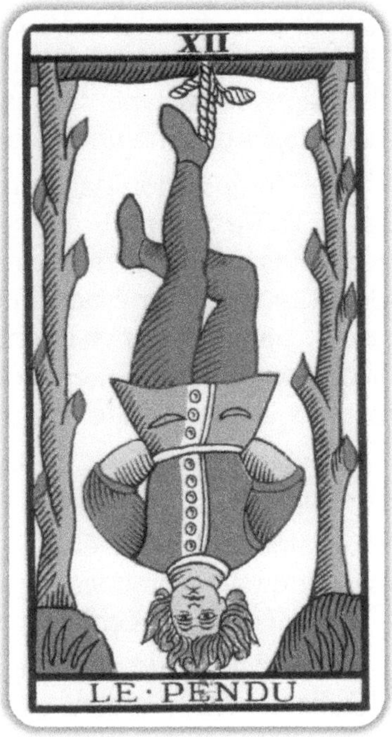


**Retournement, matrice généalogique, œdipe paternel, grossesse.**

**Témoignage d'une multi-constellation** :
La gémellité.

Nous sommes tous là, éparpillés dans l'espace de la salle. Cette fois, nous ne serons pas acteurs pour la problématique d'une seule personne, mais chacun sera sujet aux projections de tous. Au même moment, je serai donc une tante, une mère, un grand-père... Et les autres autour, seront les individus constituant mon propre arbre généalogique... Vous me suivez j'espère !

Ça commence, les interactions émergent ... sensations, émotions, mots qui résonnent.

— *Pourquoi, pourquoi tu m'en veux si fort ! Aime-moi, moi je t'aime !*

Oui, je suis en face de « Chat Blanc », elle incarne à ce moment là, ma sœur J. Elle a ce même regard inquisiteur à mon égard, cette même colère.

Elle est sœur, et moi j'incarne pour elle sa mère. Ensemble nous retrouvons cette même blessure qui conditionne la relation à nos proches réciproques...

Sur le moment, chacune est dans son propre vécu, ses propres projections, ce n'est qu'après que l'on réalise l'étonnante similitude des émotions qui rejoignent nos deux histoires...

Un second nœud fait surface :

« Maillon » incarne mon autre sœur N. N est pour moi une sœur jumelle « à retardement », comme je le dis depuis sa naissance. Et étonnamment, je serai pour « Maillon » sa véritable sœur jumelle-Nous allons vivre à cet instant une reconnaissance : celle de notre ressemblance et celle de nos différences. Nous nous approchons et contournons nos corps avec nos mains. Nous avons besoin de ressentir ce lien particulier de manière très concrète pour arriver enfin à le conscientiser et le nommer.

Voici comment « Maillon » de son côté a perçu la rencontre.

*Dans cette multi-constellation, le moment le plus fort pour moi a été cette rencontre étonnante et particulière à la fois. Dans ce foisonnement de personnages, je me souviens de cet instant où j'étais là, regardant ma sœur en position centrale par rapport à chacun ; nous formions presque un cercle autour d'elle et j'éprouvais le besoin immense d'avancer vers elle. Tristesse, douleur et paralysie faisaient que je restais là, clouée sur place, ne pouvant pas y aller...*

*Éric, situé derrière moi, m'invite à avancer, à aller vers elle... Toute seule, c'est impossible. Éric demande alors à mon grand-père paternel qui se trouve à ma droite de prendre ma main et de m'aider à rejoindre ma sœur.*

*C'est une approche lente, puis la rencontre de deux corps qui se rejoignent comme pour n'en faire qu'un ; et puis dos à dos par un jeu de mains, nous dessinons nos deux corps respectifs... Qui est à toi ?... Qui est à moi ?... Comme pour se différencier.*

*Émotion, douceur, larmes... moment intense dans cette appropriation réciproque de nos corps qui sont deux et non un pour deux... c'est très fort et très beau.*

*Je reconnais l'existence de l'autre qui n'est pas moi en ma sœur jumelle et j'accepte mon corps qui est séparé du sien.*

*Ce fut donc une étape importante dans la reconnaissance et la séparation de mon double, dans l'intégration de mon corps, de ma personne, de mon être, de mon identité à MOI toute seule à côté de ma sœur que je reconnais et accepte vraiment depuis ce jour comme ma sœur jumelle.*

## Histoire de l'éléphant ayant perdu son œil !

*Un éléphant a un œil de verre... étrange certes mais c'est ainsi ! Il décide de nettoyer son œil dans la mare... Mais son œil lui échappe... il cherche, il cherche, il s'agite en tous sens... Arrive l'hippopotame...*

*— Pourquoi t'agites-tu ainsi ? demande-t-il à l'éléphant.*

— *Je cherche mon œil !*
— *Arrête-toi donc de bouger... Laisse décanter l'eau trouble... et tu y verras plus clair !*

Ce que fit l'éléphant, et il retrouva son œil...

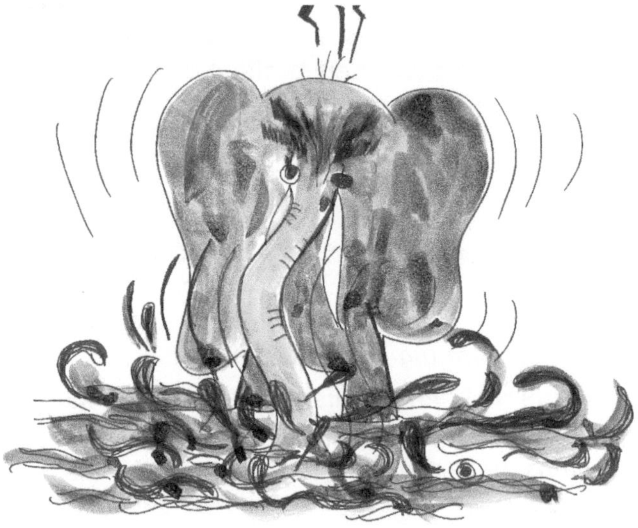

- **Qu'est-ce qui vous attache, vous relie ?**
- **Qui se cache donc derrière certaines expressions et phrases qui reviennent souvent dans votre conversation ?**
- **Quelle est votre frustration ?**
- **Qu'est-ce que vous attendez ?**
- **Quel temps vous accordez-vous ou ne vous accordez-vous pas ?**

## XIII

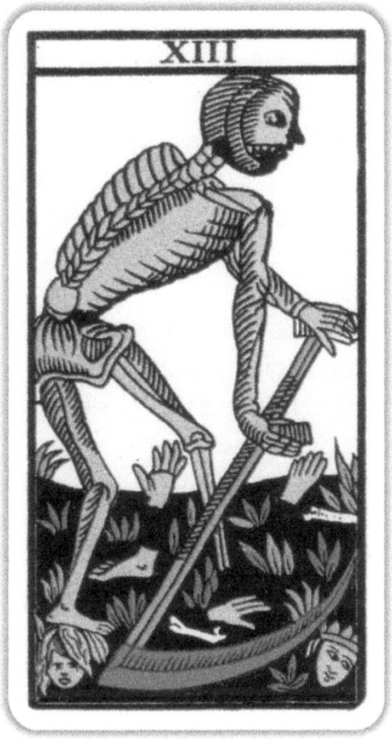


**Pas de nom, innommable.**

**Blessures morbides de l'arbre, « Tout le monde veut bien renaître, mais personne ne veut mourir. »**

**Témoignage :** le tri.

Le premier temps de la constellation est assez ludique ; je me sens un peu nerveuse, ce qui se traduit par des rires. Je m'amuse à choisir les personnes qui joueront les différents membres de ma famille et j'ai grand plaisir à sentir que je peux agir sur ce petit monde qui me fait habituellement tant souffrir... Rapidement, je me trouve dans une très grande confusion : j'oublie très vite les identités des personnages que j'ai choisis. Il y a une douzaine de personnes présentes, certaines représentant deux personnes, certaines sont mortes...

Ma famille me fait face et cela m'est désagréable. Je préfère leur tourner le dos. Éric me demande alors de sentir que ma famille est présente pour me soutenir. Il me demande de me pencher en arrière et de sentir qu'ils m'empêchent de tomber. Je tente l'expérience une première fois, puis une seconde ce qui provoque en moi beaucoup d'émotions. Je me révolte et j'exprime que « c'est faux, ma famille n'est pas présente et ne m'apporte aucun soutien ». J'évoque alors immédiatement mon frère « Rivage proche » qui s'est suicidé en 2001. Et je me mets à pleurer à gros sanglots. Je repense à la mort de mon frère qui s'est retrouvé dans une très grande solitude. Je ressens tellement fort cette absence de la famille.

La personne qui joue « Rivage proche » commence à se sentir très mal et à hurler. Puis, elle court dans tous les sens dans une très grande détresse. Je suis pétrie de peur, immobile. Je me sens comme le reste de la famille : totalement impuissante. Éric m'interpelle et me demande si je peux aller vers mon frère. Je me dirige vers lui, il s'apaise, allongé au sol. Je suis à genoux devant lui, mais je n'arrive pas à bouger. Mes bras sont totalement inertes, je les sens extrêmement lourds. J'ai beaucoup de mal à tendre une main vers « Rivage proche ». Toute ma famille se rassemble autour de moi. Cette fois, je sens leur présence comme quelque chose de rassurant. Bien qu'ils ne puissent rien faire non plus, ils sont là, tous autour de moi. Je m'appuie notamment sur mes grands-parents, morts aujourd'hui. « Rivage proche » me parle, il me dit que je ne dois plus me soucier de lui, que tout va bien pour lui, que je dois aller vers la vie, il me souffle à l'oreille « danse ». Éric me dit aussi que « Rivage proche » n'a pas besoin de ma pitié, que je dois vivre ma vie et non la sienne. Peu à peu, j'arrive à retrouver l'usage de mes bras, c'est comme une renaissance laborieuse. La personne qui a le rôle de mon père est stimulante pour moi. Il me montre des mouvements de bras et de jambes pour se réchauffer. J'accepte de faire ces mouvements, encouragée par le reste de la famille qui les fait aussi. À nouveau debout, j'ai l'impression de sortir d'un cauchemar. Je suis engourdie et toute étonnée de voir tous ces gens autour de moi. J'ai envie de les remercier de m'avoir accompagnée dans cette descente vers le néant. Éric m'aide à reprendre le cours de la constellation en me demandant de passer devant chaque personne de ma famille. Je le fais et réalise à quel point certaines personnes comme mon autre jeune frère ou mon père provoquent en moi une immense émotion. Éric me demande alors de « faire le tri » dans la famille entre les vivants et les morts. Je le fais avec plaisir : cela redonne du sens. Enfin, je vois plus clair : les morts d'un côté, les vivants de l'autre. La constellation se termine.

Cette mise en scène m'a permis de réaliser que le deuil de mon frère n'était pas encore terminé et que j'avais un travail de détachement à faire. Je prends conscience que « Rivage proche » a beaucoup de place dans ma vie. D'ailleurs, j'ai toujours avec moi sa photo que j'ai fait plastifier.

Par la suite, Éric me propose de continuer le travail de constellation en « remettant à sa place » cette photo que j'avais tellement investie depuis quatre ans. Je pourrai faire ce geste quelques mois après en la brûlant sur sa tombe (« Rivage proche » aurait souhaité être incinéré) accompagnée par ma grand-mère avec qui j'ai une très bonne relation.

Éric me propose aussi de placer chaque matin sur une feuille, un membre vivant de ma famille. J'investis bien la proposition en allant même plus loin. Je place leurs photos et je fais des collages autour des photos. Je garde ensuite ce panneau quelque temps avec moi pour ensuite en faire cadeau à ma famille.

> *« La fin de notre vie ne coïncide pas forcement avec le jour de notre mort : pour certains, elle vient bien avant, mais pour celui qui est vraiment vivant, elle ne vient peut-être jamais. »*
>
> Christian Bobin

- **Quelle transformation profonde est à l'œuvre en vous ?**
- **Dans votre jardin intérieur, y a-t-il des mauvaises herbes à arracher pour que puissent pousser les fleurs et les fruits ?... Pour que votre personnalité propre puisse s'épanouir ?**
- **Y a-t-il des morts que vous vous efforcez de faire vivre... et pour lesquels vous cultivez un devoir de mémoire...?**

## XIV • TEMPÉRANCE

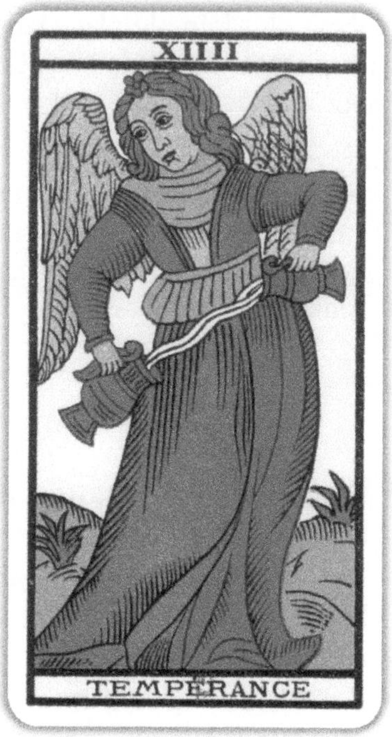


**Équilibre des deux parents, loi du père vers l'ouverture ou impossible à dépasser, intégrisme.**

**Expérience du cône.**

(Pas de témoignage pour cette carte, mais une petite expérience) Expérimentez **au fur et à mesure** du texte, la lire en entier avant de pratiquer l'exercice n'aurait **aucun intérêt**.

Jouez à imaginer un **cône lumineux**, type image de science-fiction ou fantastique, partant de votre cœur, qui va en s'élargissant vers le monde...

Imaginez-le, visualisez-le... Sa couleur, son intensité.

Donnez-lui une note en fonction de sa taille et de son intensité, de 0 à 10 (de 0 = rien du tout, à 10 = totalité).

Quand c'est fait, imaginez ensuite un cône inverse, dans le sens contraire, venant de l'extérieur vers votre cœur, s'ouvrant et s'élargissant vers le cœur. Sa couleur, son intensité ; notez aussi celui-ci de 1 à 10.

Cette expérience traduit symboliquement notre communication aux autres, au monde, il donne des indices sur notre attitude à donner et recevoir !

Le premier cône représentant « donner », le deuxième « recevoir ».

Comparez les deux cônes : Équilibre ou déséquilibre ?

Vous est-il aussi facile de donner que de recevoir ?

Avez-vous un grand déséquilibre entre votre aptitude à accepter de recevoir et celle de donner ?

L'idéal étant bien sûr un équilibre avec des notes assez élevées.

- **Avez-vous reçu « des racines et des ailes » ?**
- **Pour vous, quelle est la saveur, la couleur et la douceur de l'harmonie ?**
- **Sentez-vous la fluidité, la circulation de l'énergie dans votre corps, dans votre vie ?**

## XV • LE DIABLE

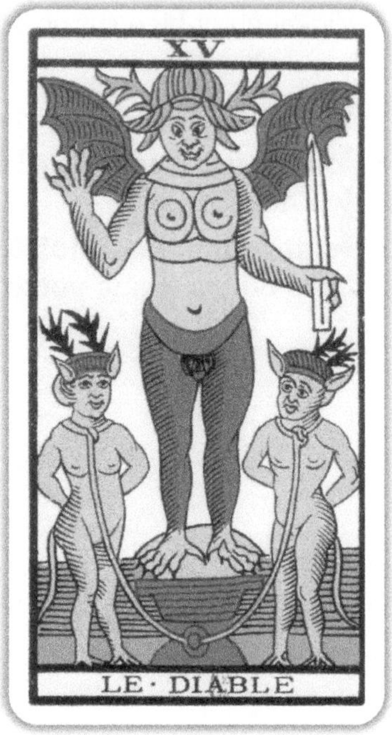


**Origine généalogique, deux lignées enchaînées à l'arbre, fusion, séduction, sexualité, puissance, origines, arrière-grand-père paternel.**

***L'inconscient « est » le corps.***

Ce qu'on appelle « L'utérus blessé », c'est quand il y a un traumatisme sur l'image de la féminité (« Le phallus volé » est l'équivalent masculin).

Notre histoire est pleine d'utérus et de vagins blessés, société de domination masculine oblige ; viols, soumission au mari, incestes, enfantements dans la douleur, avortements sauvages, sexualité salie, brimée, la liste est longue pour les causes... Pour les conséquences aussi, transmises aux générations suivantes, toutes les pathologies sexuelles, petites et grandes, vaginisme, frigidité, stérilité, ainsi que la peur et la revanche à l'homme sous toutes ses formes.

### Exemple d'utérus blessé

(Histoire du regard de papa où derrière papa il y a sa mère,
et dans sa mère il y a un utérus blessé)

« Lumineuse Contrée » arrive dans mon cabinet pour des soins en énergétique car elle n'a plus de règles depuis trois ans, malgré différentes thérapeutiques. Le diagnostic, grâce aux pouls « chinois », indique qu'il y a des « ancêtres » là-dessous, alors je lui propose un acte psychomagique[3] qui suffira, lui dis-je, à ramener ses règles; mais à peine entend-elle ma description de l'acte qu'elle se surprend

3. Voir Chapitre IV, p.163

elle-même à dire « *non, non, je ne veux pas !* » . Il est vrai que c'est un acte avec du sang, peu ragoûtant, mais... C'est un refus profond et extraordinairement fort qu'elle découvre une fois au pied du mur. « *Tout compte fait, je ne veux pas être réglée !* » Est-ce que ça veut dire « *non, je ne veux surtout pas être une femme, ou risquer d'être une mère* » ?

En régression énergétique, après un passage à 14 ans en face d'un père qui « ne veut rien donner » associé à une grande colère[4], elle relie assez vite ce « non ! » à un regard, un regard « salissant » sur sa féminité, celui du père. Surtout, ne pas être vue comme son père voit les autres femmes, et en premier sa mère, comme « sales ». Ce travail lui procure aussitôt toutes les sensations qu'elle avait en périodes prémenstruelles avant l'arrêt de ses règles.

Son inconscient nous donne alors l'image très précise d'une enclume dans le ventre, image du blocage dans le bassin, mais aussi image phallique car l'enclume est orientée pointe vers l'avant, (en psychogénéalogie, on dit qu'elle est **habitée par son père**). Et rien à faire pour faire bouger cette enclume de là, les différentes techniques n'ont apparemment qu'un effet temporaire.

Alors, on décide d'explorer l'image de cette enclume à travers une constellation : il lui apparaît brutalement le visage très net de sa grand-mère paternelle.

Et de retrouver l'histoire de cette grand-mère qui, pendant la guerre est tombée enceinte à vingt ans d'un allemand qu'elle a vu se faire massacrer sous ses yeux à la libération avant de faire elle-même six ans de prison pour connivence avec l'ennemi. Je vous laisse deviner l'importance du traumatisme autour de la grossesse. La grossesse les ayant trahis aux yeux de tous.

« Lumineuse Contrée » fait le parallèle avec ses angoisses irraisonnées de tomber enceinte, **même avec un cycle arrêté**. Et l'« enclume » commence à bouger, elle arrive à la déplacer et lui faire quitter la région du bassin, elle sent alors pour la première fois son sexe sans la présence « du père » et c'est une révélation ! En terme de sensation pure, c'est complètement inédit pour elle, ce qui est bon signe. Ce qui se termine par un nouveau cri du cœur : « *Oui, je veux me sentir femme, pouvoir devenir mère, vivre les cycles*

4. La colère d'une fille contre un père qui « ne veut rien donner » est souvent proportionnelle à la colère, enfouie celle-ci, du père. Le manque de reconnaissance de la féminité de la fille par le père empêche l'œdipe de se résoudre.

*féminins* ». L'utérus blessé de la grand-mère serait-il en voie de guérison ?

Il a fallu deux autres séances pour que les règles reviennent, mais surtout la « *synchronicité*[5] » qui lui a fait un beau cadeau : Quelque jours après, en se promenant dans la forêt, elle tombe nez à nez avec un énorme rocher, en forme... d'enclume. La séance avait été assez forte et son souvenir encore bien assez net pour que la « coïncidence » lui fasse un choc. Et elle est arrivée du même coté que dans sa visualisation, alors elle décide de se mettre du « bon » côté, de faire le tour pour se mettre en face, se différencier de l'homme, accepter d'accueillir, de recevoir cette force dans son bassin. « *Et c'est comme si quelque chose qui me serrait le cœur tombait, j'ai senti une tristesse immense qui coulait hors de moi, j'ai pleuré comme jamais je n'avais pleuré, je m'acceptais vulnérable, je lâchais une douleur profonde* (utérus blessé de la grand-mère), *et quelque chose s'est assoupli dans mon thorax.* »

Depuis elle est beaucoup plus à l'aise dans son rapport à l'homme, moins sur la défensive.

- **Quelles sont vos passions ? Vos désirs inavoués ?**
- **Qu'est-ce qui vous enchaîne ?**
- **Vos dépendances ?**
- **Que vous dit votre corps... sur votre inconscient ?**

5. Voir Chapitre IV.

## XVI • LA MAISON-DIEU

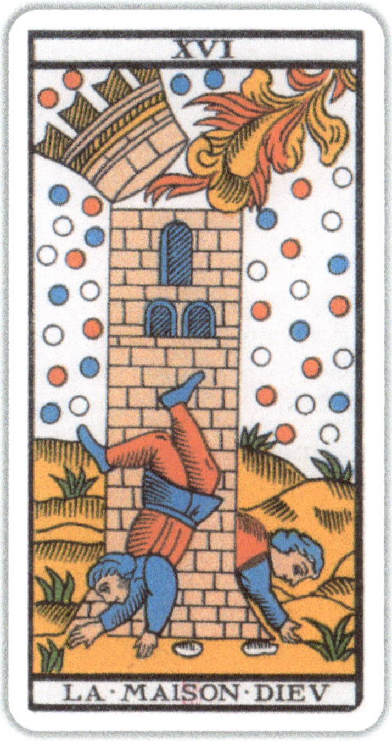


**L'éveilleur, éternel masculin, éveil de l'arbre, ouverture et réconciliation de l'étage des arrières-grands-parents, humilité, trouver le sens, sortir de la confusion.**

**Le pouvoir de la mère** ou... derrière la mère, le grand-père...

« Soif Lente » cherche des femmes et souffre de ne jamais les retrouver (petite amie d'enfance, premier amour, etc.). La perte de la femme est quelque chose de répétitif tout au long de sa vie, avec une relation problématique à la mère qui capture ses enfants pour elle en bloquant l'accès au père, quitte à user du chantage...

Cela fait de « Soif Lente » quelqu'un d'essentiellement tourné vers le passé et de manière plutôt mélancolique pour ne pas dire dépressive, ce que ne manquent pas de lui faire remarquer et de s'en plaindre sa femme et ses deux filles. Lui a l'impression d'une ombre noire qui plane au-dessus de lui, comme une malédiction qui l'empêche d'aboutir, d'être heureux. Et ce bonheur, il le sent derrière lui, dans le passé, comme s'il avait raté le bon train, qu'il fallait faire marche arrière pour récupérer quelque chose. Il se dit lui-même manipulé par les souvenirs. Il ne croit absolument pas qu'il puisse se passer quelque chose de nouveau pour lui, c'est pourquoi la thérapie est difficile, rien ne tient bien longtemps. En constellation en « cabinet » (en individuel avec des cartes de Tarot) apparaît une chose : derrière ce désir de retrouver ces relations féminines, il y a le besoin vital de retrouver « quelqu'un », une fille, qui était là « depuis le début », cachée, perdue, « qu'on croyait morte », quelqu'un qui lui manque, « je suis comme elle », une jumelle ?

Et voilà que tout lui apparaît avec grande évidence, sa mère voulait une fille, il a dû se défendre contre cette « folie » de sa mère, et cette fille qu'il cherche « depuis le début », c'est la fille en lui, celle qu'il doit être pour être accepté de sa mère, pour la soulager, mais qu'il refuse de contacter par peur de perdre son identité et sa masculinité.

En continuant sa constellation, il trouve une étonnante série de pertes de femmes. Sa mère a perdu sa meilleure amie en déportation. Le grand-père maternel ne s'est jamais remis de la mort de sa femme et de sa fille, douleur inconsciemment reportée sur la fille qui arrive ensuite, qui à son tour va essayer de soulager l'arbre de ce deuil en faisant une fille. Comme souvent dans l'arbre un désir excessif de fille ou de garçon est lié à une mémoire, celle d'une mort, d'un manque brutal, le deuil non résolu se transmet à travers les générations en cherchant une solution ; la solution, cela sera peut-être vous.

D'où le fait qu'on puisse dire en psychogénéalogie que « Soif Lente » recherche au fond de lui une fille bien précise, elle a un nom, une vie, c'est une fille morte il y a bien longtemps, la fille du grand-père, un fantôme qu'il est sensé refaire vivre.

Un acte psychomagique permit à « Soif Lente » de reconnaître ce fantôme à l'extérieur de lui, de lâcher cette recherche pour se tourner vers l'avenir.

- **La vie est une danse...**
- **Sentez-vous ce qui est bon pour vous ? Ou parfois sentez-vous une ambivalence ?**
- **Sentez-vous des freins, des résistances qui ralentissent votre élan ?**
- **Et dans votre arbre généalogique, ce serait qui ? Quelle a été sa blessure, sa souffrance de femme ou d'homme ?**
- **De quoi aurait-il (ou elle) eu besoin ?**
- **Qu'est-ce qui est en train de jaillir dans votre vie ?**

## XVII • L'ÉTOILE

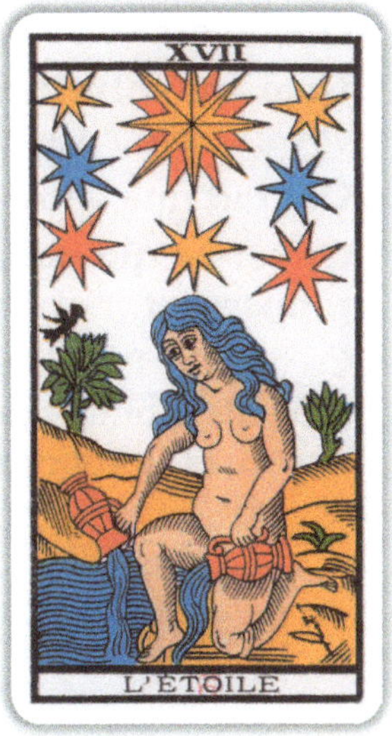


**Inspirations, comprendre que nos parents ne sont que procréateurs pas créateurs, le grand triangle (celui qui transcende le petit triangle « papa, maman et moi »), le don de l'arbre.**

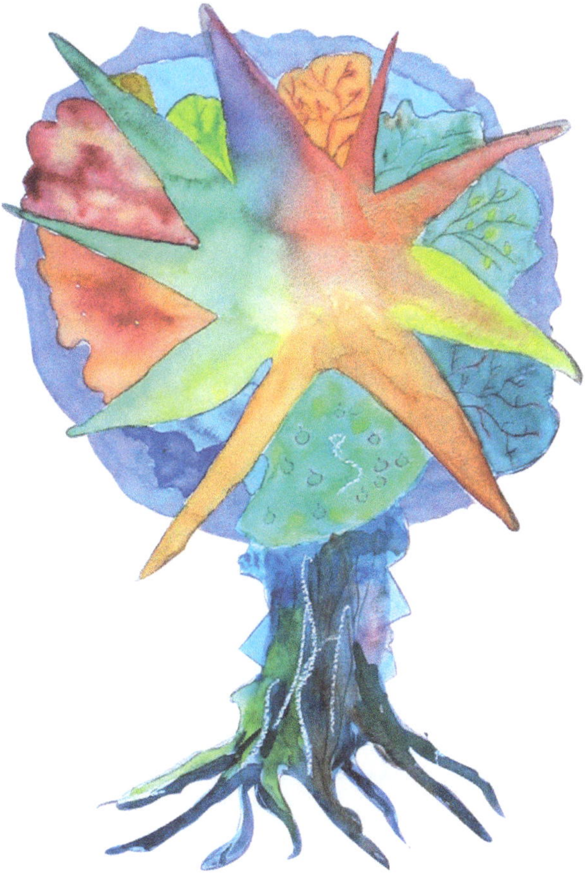

- **Quelle est votre chance...? Écoutez son chant !**
- **Quel est votre don ? Celui qui vient de vos racines, de votre arbre ? Ce cadeau de vos ancêtres !**
- **Qui fait que votre chemin est le vôtre ?**
- **Qu'est-ce qui vous traverse ? Et, qui nourrit votre environnement... et votre action ?**
- **Ce qui vous est donné, tout ce que vous recevez, comment le redistribuez-vous ? Comment faites-vous profiter les autres et le monde de vos dons, de ce que vous savez ?**

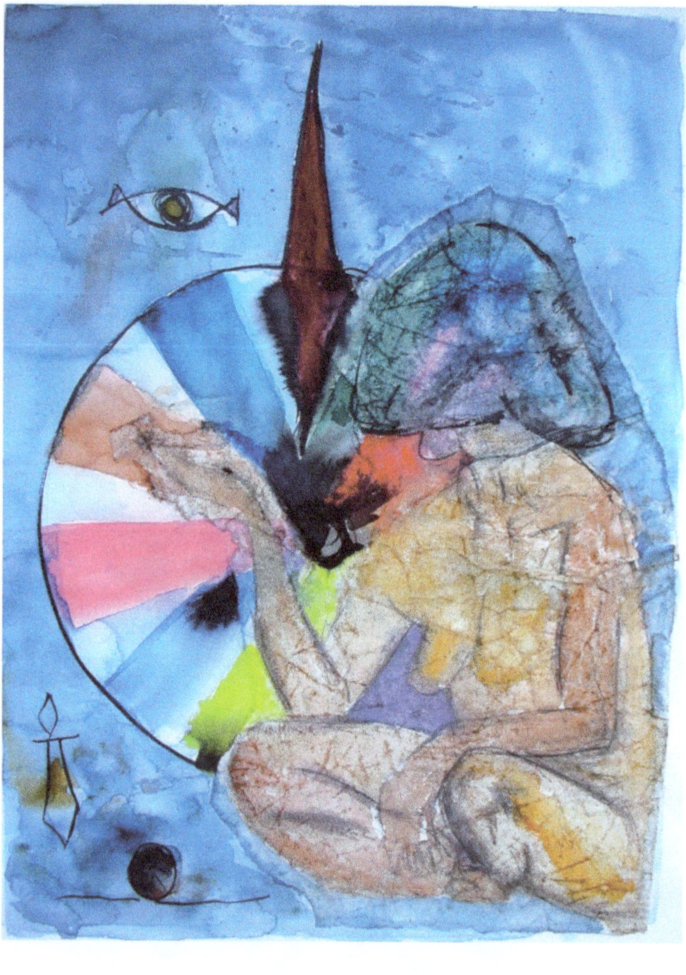

## XVIII • LA LUNE

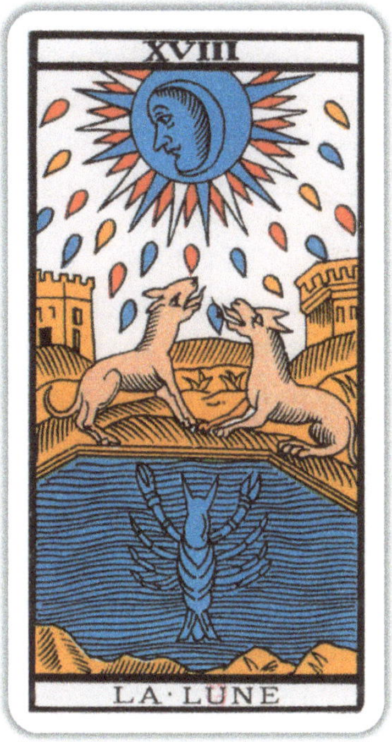


**Archétype maternel, doute.**

**Témoignage** : Maaamman !

Je sens Éric présent, prêt à m'accompagner, maintenant je dois y aller. Je prends le temps de me centrer, de me tourner vers le mur, de tourner le dos à tous ceux qui sont là ce soir avec moi, et qui vont m'aider dans cette constellation. À ce moment, en toile de fond, je sais déjà que je joue la rencontre de ma mère car j'ai besoin de trouver ma place par rapport à elle, de réhabiliter cette place de fille.

Ne plus être dans la maîtrise, me laisser guider par mon inconscient quand au choix des participants. Première difficulté !

« — *Sache que tu peux sortir à tout instant et te faire représenter par quelqu'un d'autre,* me souligne Éric.

OK, je me lance !

— *Je vais vous choisir, mais je vous laisse libre de vous placer où vous voulez dans la pièce. Je préfère ainsi. Après je verrai !*

Je choisis mon père en premier... le seul homme ! Après, je sais qu'il faut que j'aille très vite, que je ne dois pas réfléchir car à cet instant, je peux me sentir bloquée et ne plus pouvoir avancer. Je laisse faire, le casting s'enchaîne très vite, je suis proche d'eux, les regarde sans me poser trop longuement sur chacun et ne me retourne à aucun instant pour savoir où se place chacun d'eux. C'est comme un soulagement une fois que tout le monde est nommé.

Dans un premier temps, je reste au centre et à égale distance de chacun. J'ai du mal à trouver ma place, là où je pourrais me sentir bien. Je suis dans un état bizarre depuis le début, il y a de l'inconfort, de l'instabilité, de l'empressement, il y a de la peur et de la colère. Mon attitude est hautaine, rebelle. Je sens de la hargne en moi qui m'éloigne de tous. Quel personnage m'habite ? Suis-je vraiment comme cela ? Il faut que je me place derrière les grands-parents maternels pour souffler un peu.

Éric propose alors un changement de place : les grands-parents maternels et paternels inversent leur place. Quelque chose s'équilibre en moi et j'avance vers ma mère. Je la sens fuyante devant moi.

Les mots sortent. Je ne me sens pas reconnue et aimée par ma mère ; je suis face à elle ; je ne suis pas ébranlée par de l'amour mais par de la haine !

Je ne me reconnais pas là, c'est trop fort, j'ai envie de rentrer dans le mur, de disparaître.

— *Ne te renferme pas,* me dit Éric, comme pour me ramener dans la réalité de ce qui se passe ici, maintenant. Sa voix suffit et je sais qu'il m'aidera quoi qu'il arrive. Je me repositionne[6].

— *Vers qui dans cet arbre te sens-tu d'aller pour reprendre des forces ?*

— *Il n'y a que ma grand-mère maternelle vers qui je peux aller.*

Je me dirige vers ma mémé ; je me rends compte que je vais chercher dans les bras de ma grand-mère, ce que je ne trouve pas dans les bras de ma mère !

À ce stade-là, Éric intervient et demande à ma mère si elle peut rejoindre sa propre mère. Rencontre difficile d'une mère avec sa fille, rigidité, fermeture.

— *Moi, la grand-mère maternelle, je n'ai pas envie de donner à cette fille car je sens qu'elle n'a pas du tout envie de recevoir de moi. Elle est là, face à moi, très distante, fermée. C'est un moment pénible ; mais je sais que c'est un moment de réparation important, alors, à l'aide d'une constellation secondaire je vais chercher, dans mon propre arbre, dans mon amour et ma tendresse pour ma propre fille, de quoi arriver à dépasser cette difficulté. Dans un premier temps, les mains peuvent se rapprocher ; puis arrive l'ouverture minimale, le début pour qu'il se passe quelque chose. Avec beaucoup de concentration et en allant puiser dans mon arbre, j'arrive enfin à lui transmettre quelque chose, le plus que je peux.*

6. Nous voyons à l'œuvre dans cette constellation deux directions possibles en réaction à un traumatisme :

- Faire du + : c'est la colère, le rejet. L'avantage : c'est une protection ; le désavantage : les liens sont coupés ; exemple de la colère face à la mère.
- Faire du - : c'est l'abattement, les bras coupés. L'avantage : pas de conflits ; désavantage : peu de vie ; exemple : vouloir rentrer dans le mur, s'effacer.

Il a fallu un certain temps pour que cette fille (ma mère) puisse recevoir de sa mère l'amour. Au fur et à mesure, Eric accompagnait cette rencontre avec des mots : MAMAN... MAMAN...

Ces mots dits d'une voix enfantine, une voix d'enfant qui appelle sa MAAAMAN. Je me sens ébranlée. Ébranlée jusqu'au fond de mes tripes, mon plexus se spasme. La vibration des « MAMANS » se loge là dans mon ventre et je pleure de douleur, de tristesse. J'ai à la fois mal et je sens ces paroles comme une nourriture qui m'imprègne de l'intérieur, comme un mantra. Effet de transe ? Effet de quelque chose qui bouge en moi, soutenue par mes frères et ma sœur que je sens présents derrière moi.

L'envie d'une rencontre sans colère avec ma mère, je l'ai comprise mais l'avancée est timide. Je sais vers quoi je dois aller mais en moi, il y a comme des marches à gravir jusqu'à sentir un peu de ce désir, de vraiment aller dans ses bras, un désir de **toute petite fille**. À ce moment-là, ma mère détachée de sa mère et nourrie affectivement est prête à m'accueillir. Je dois, moi, me centrer et avancer dans le noir, je ferme les yeux car la voir m'empêche d'avancer. J'avance comme en état d'hypnose, je fais aussi confiance à un guide intérieur qui m'accompagne : *« c'est dur, très dur mais tu ne peux pas te tromper, vas-y »*...C'est presque un marathon et il n'y a entre nous que trois mètres. Je n'y suis pas allée seule dans ces bras, je sens mon petit frère et ma sœur avec moi. Cette difficulté, tout le groupe la ressent et participe à mon effort.

Là, je balance entre l'état que je ne veux plus subir et mon envie de réparation. À plusieurs reprises dans cette constellation, il y a le va-et-vient de mes résistances, mes défenses, j'ouvre, je referme. J'ai cette difficulté d'ouverture, de lâcher prise ; il me faut surfer en permanence pour ne pas retomber dans ces fameux rails de fonctionnement. Toute mon avancée est reliée à ce que j'entends d'Éric qui m'aide, me donne une direction pour aller vers : un pas en avant, un pas sur le côté, la ligne droite est impossible, c'est trop dur. La colère me ramenant sans cesse sur d'anciens fonctionnements ! Les déplacements sont lents et laborieux, coûtant paradoxalement une énergie énorme. Mais j'y arrive ! S'imprégner, se nourrir, s'autoriser à prendre...

— *Prends le temps qu'il te faut pour cela,* me souffle Éric.

Puis j'éprouve le besoin de prendre ma mère pour moi toute seule, j'ai écarté mes frères et sœur.

Ma mère pour moi toute seule. Je prends le temps de m'imprégner, de goûter, de nourrir mes cellules de cette information ; c'est une sorte de reprogrammation sensorielle. Dans cette étreinte à ma mère, j'ai besoin à un moment de me recroqueviller, presque comme un bébé, avec cette envie de rentrer en elle ! Retrouver le petit bébé, le fœtus.

Là, il y a encore une autre étape. C'est comme si de tous les « MAMAN » que j'ai reçus quelques instants avant au niveau de mon ventre, il y en a un qui remonte jusqu'à ma gorge et restait en attente de... je sens qu'il faut que je le prononce, comme une reconnaissance... Les mots sortent parfois plus vite qu'on ne les pense, mais alors là : deux syllabes coincées dans cette gorge comme un nœud ! Je ne peux pas l'avaler, il doit sortir... Je cherche à me grandir, à étirer cette tête, pour libérer ce mot.
Timidement, je le prononce, à peine audible, mais suffisamment pour qu'elle l'entende, elle : « MAMAN ». Beaucoup de pleurs, d'émotion. Je me sens libérée, ouverture de ce larynx si longtemps coincé !

Le contact devient plus doux, c'est à ce moment que nous rejoint mon père. Je me centre pour accueillir les sensations positives ; dans cette étreinte, ce que je sens de possible c'est le possible entre mon père et ma mère. Ils se sont aimés, comment ? À leur manière et je suis issue de cette union-là. C'est une réponse à une question que je me posais et qui m'apaise.

Cette constellation s'arrêtera à peu prés là. Je suis un peu secouée. Cette rencontre de ma mère a enfin eu lieu, j'appréhendais. Ce que je n'ai pas reçu, je ne l'ai pas reçu, mais cette rencontre de ma mère peut me permettre d'ouvrir mon cœur pour m'imprégner et recevoir de l'amour. C'est un grand pas vers une guérison.

Merci à toi Éric et à vous tous pour cet accompagnement. Au terme de cette rencontre et dans les jours qui ont suivi, j'intègre une belle représentation de la mère et l'image se met en place psychiquement.

- **Quelle relation ai-je avec ma mère ? Comment la vois-je ? Comment l'aurais-je aimée ?**
- **Vous laissez-vous guider par votre intuition... Jouez-vous avec elle ?**
- **Quelle est votre réceptivité ? Votre intuition ? Vos ressentis ?**
- **Savez-vous vous laisser bercer ? Savez-vous vous bercer vous-même ?**

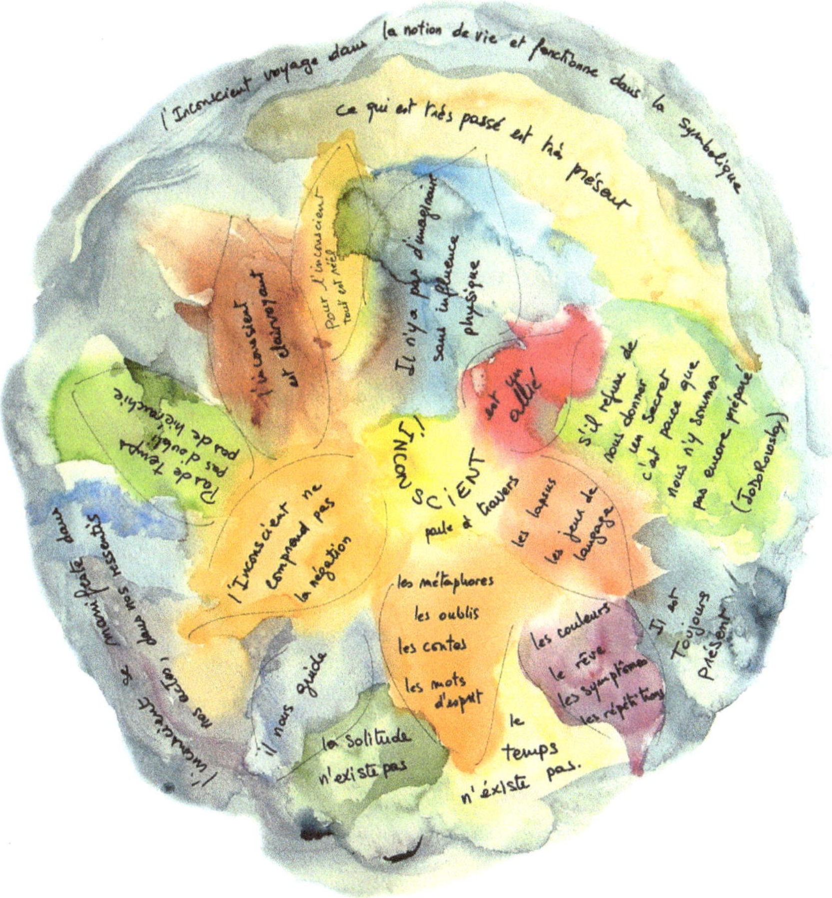


L'IMPARFAIT MANUEL DE L'INCONSCIENT

PETITE CARTE DES QUELQUES RÈGLES
QUI SEMBLENT RÉGIR L'INCONSCIENT

## XIX • LE SOLEIL

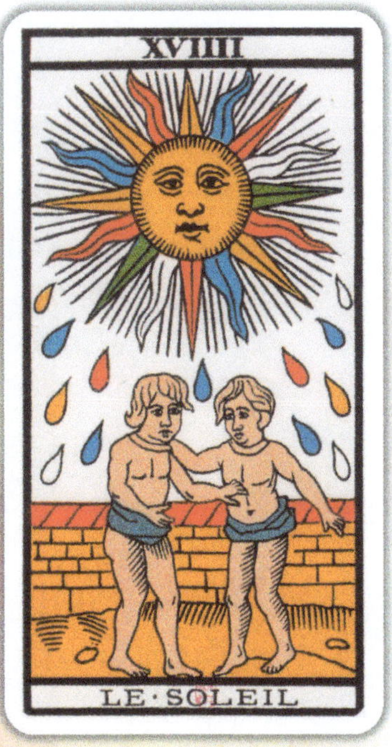


**Archétype paternel, le père peut tuer par excès de sec, la mère peut tuer par excès d'eau**

**Témoignage :** La place du père.

Aujourd'hui, c'est moi qui vais visiter mon arbre. Je voudrais savoir d'où vient ce ressenti, cette émotion très forte et invalidante quand je pense à mon père, cette envie de pleurer et de crier ma colère en même temps ; mais cela reste bloqué en moi, les larmes coulent à l'intérieur ! J'ai l'impression que quelque chose n'a pas été dit, une souffrance que mon père porte et que je porte aussi, en subissant, sans comprendre.

Ayant participé à plusieurs constellations en tant que personnage du casting, j'ai été bouleversée par ce questionnement répétitif : « *Qui est le père de mon père ?* », « *Qui est le vrai père de ces enfants ?* », comme un écho de quelque chose que j'ai en moi depuis longtemps...

Éric me demande de mettre en place les membres de ma famille et le rituel commence :

— *Veux-tu bien être mon père ?*
— *Oui, je veux bien être ton père...*

Casting :

- le père,
- la mère,
- la grand-mère paternelle,
- le grand-père paternel,
- le grand oncle paternel,
- la sœur de mon père.

Une fois les personnages placés, je vais « voir » comment je me sens. En fait, je ne sens rien ! Je sens plutôt que tout est complètement anesthésié, que le silence pèse sur tous les individus de la salle, alors je pose ma question :

— *D'où viennent ces pleurs intarissables, ce long gémissement dès que je pense à mon père ?*

Ça y est, ça commence à bouger du côté de ma mère, je la sens tendue, elle ne supporte plus la proximité de sa belle-mère ; elle dit qu'elle se sent étouffée, oppressée par elle. Il est vrai que le personnage de la grand-mère paternelle est très présent dans la salle, elle se sent très puissante et inébranlable. Ma mère se voit donc obligée de s'éloigner de sa belle-mère pour se sentir un peu mieux.

Puis, vient le tour de mon père d'avoir des palpitations ; il demande lui aussi à bouger et se déplace en direction de son oncle. C'est au moment précis où il passe devant moi pour se rapprocher de l'oncle que j'ai l'impression d'être renversée en arrière, déséquilibrée par une vague de nausée qui m'envahit et qui me recouvre ; j'ai l'impression d'être fixée, paralysée dans une posture dont je ne me déferai pas de sitôt ! *Qu'est-ce qui vient de se passer ? Se rapprocherait-il de son vrai père ?* Voilà ce qui m'a traversé comme une fulgurance. Je sens que je suis coincée dans cet « arrêt sur image ». Je demande confirmation à la sœur de mon père : *comment se sent-elle ?*

Elle me répond aussitôt qu'elle a besoin elle aussi, pour être apaisée, de se diriger vers leur oncle, mais peut-être aussi leur père ! Son passage devant moi provoque sur moi la même sensation de recouvrement, de nausées.

Je ne sais plus que penser ; quelque chose s'écroule en moi, je perds pied ; je sens bien que quelque chose d'important vient de se jouer ! Je me mets à pleurer ; ce sont bien les pleurs que je connais ; j'y suis : « *Où est le père ? Qui est le père ?* ».

Comment est-ce possible ? Je suis effondrée et en même temps rassurée. Parce qu'au fond je connais la réponse, la somme de tous ces demi-mots, regards entendus, silences gênés. « *Oui* », leur oncle confirme, il est le père biologique, celui qui a donné la vie. Quelque chose se pose en moi, se calme, comme enfin arrivé à bon port. Les choses paraissent plus simples, reposées, accepter ce que j'ai toujours su.

À ce moment-là, j'ai besoin d'aller à la rencontre de mon grand-père paternel. Celui qui a nourri, qui a élevé. Je regarde ce grand-père pour lequel, enfant, je n'avais pas beaucoup de sympathie, voire de l'indifférence ; je le revois, assis devant sa maison, sur une grosse pierre, à l'ombre du gros tilleul. Je l'embrassais pour faire plaisir à mon père et en échange, je recevais un petit coup de canne qu'il avait toujours à la main.

Grand-père reçoit mon regard interrogateur et me renvoie un sourire qui m'enveloppe, qui me rassure, qui me refait prendre confiance en moi ; je me rapproche tout doucement de lui en voyant ses bras qui m'attendent pour me serrer... une fois que je suis tout prêt de lui, il me murmure à l'oreille d'une voix calme et rassurante :

— *Ne t'inquiète pas, je le savais.*

Ces quelques mots, qui lui restituent toute sa dignité à mes yeux, ces quelques mots essentiels pour moi qui le réhabilitent à la place de père de mon père, quoi qu'il se soit passé en réalité, ces quelques mots qui le font grandir dans ma représentation de grand-père. Je mesure alors tout ce chemin d'amour qu'il a parcouru avec ceux de son entourage, toute l'énergie et la force qu'il lui a fallu pour aller au-delà des apparences quotidiennes.

Je me sens légère et soulagée d'avoir enfin pu le rencontrer et d'être en paix avec lui. La question « *Qui est le père ?* » m'a longtemps accompagnée de manière souterraine, elle se dégonfle maintenant comme un soufflé, perd de son importance. Apaisement.

Dans cette constellation, nous voyons que le fait de remettre les personnages à leur vraie place permet de refaire circuler le lien d'amour. **Le fait de remettre la personne à sa vraie place permet ainsi de la rencontrer vraiment**...

- **Quelle relation aviez-vous avec votre père ?**
- **A-t-il eu pour vous des paroles structurantes, limitantes ?**
- **Est-il à sa juste place ?**
- **Qu'est-ce qui est pour vous source d'énergie, de joie, d'élan ?**

# XX • LE JUGEMENT

**Le non-jugement = le pardon, re-naissance, fin d'un travail en psychogénéalogie.**

## La sève de votre arbre

*L'arbre « parfait » est l'aboutissement d'un travail en psychogénéalogie. Après avoir dénoué un certain nombre de nœuds dans sa généalogie, nœuds qui pesaient sur nos vies, nous pouvons terminer en faisant briller cet arbre généalogique. Nous pouvons nous le recréer, réinjecter à l'intérieur tous nos plus beaux fantasmes, ils peuvent enfin s'y épanouir. Cet arbre « parfait », symbolique, représente la nouvelle structure psychique sur laquelle nous nous appuyons.*

*L'arbre a reçu des coups, des traumatismes, la foudre lui a arraché des branches, le vent fait qu'il est penché, quelqu'un a gravé un cœur sur son tronc, mais l'arbre « parfait » existe dans la graine de départ, celle dont il est issu, et il porte cette information en lui, au plus profond de ses fibres, c'est ce programme-là qu'il recontacte à chaque fois, pour surmonter tous les aléas, son arbre « parfait » ! L'ADN de votre arbre généalogique !*

Exemple :

*Arrière-grand-père Bouddha et Arrière-grand-mère Magicienne.*

*Ainsi de suite pour tout l'arbre.*

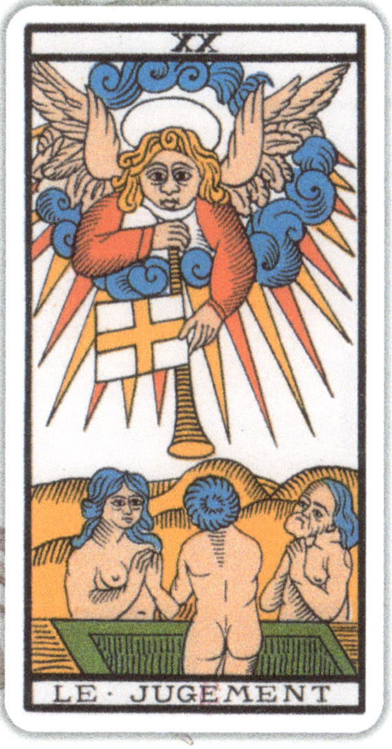


- **Vous sentez-vous en paix avec votre arbre ?**
- **Vous êtes-vous réapproprié votre nom ?**
- **Qu'est-ce qui est en train de naître en vous ? De renaître ?**

## XXI • LE MONDE

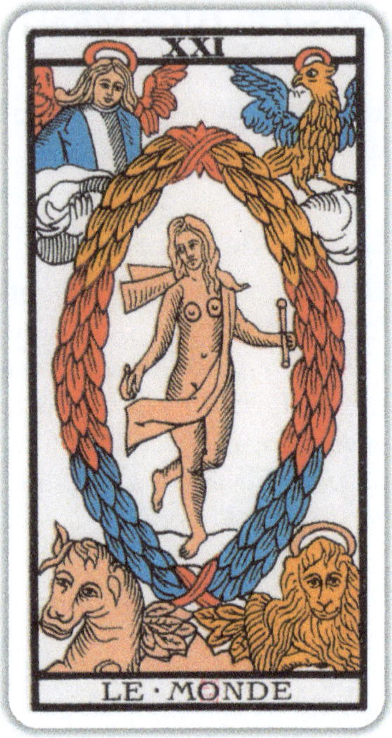


**Fais de ta vie une œuvre d'art !**

**Le monde, l'union de toutes les parties, des quatre éléments.**

Ouvrez un livre (un autre livre ! au hasard !) à la page 21... Ayez confiance ! Surtout ayez confiance (tout en sachant que c'est complètement idiot, l'un n'empêche pas l'autre !), ce qui y est écrit est pour vous, c'est le monde, le principe des vases communicants, la suite de ce livre est dans un autre, l'univers n'est pas fait d'éléments isolés, ses éléments se répondent et inter-réagissent.

*Faites comme si vous y croyiez ! Et voyez vous-même !*

*Expérimentez ! Osez ! Ouvrez !*

Pas de questions, car :

**... S'il y a encore des questions,**
**ce n'est plus le monde...**

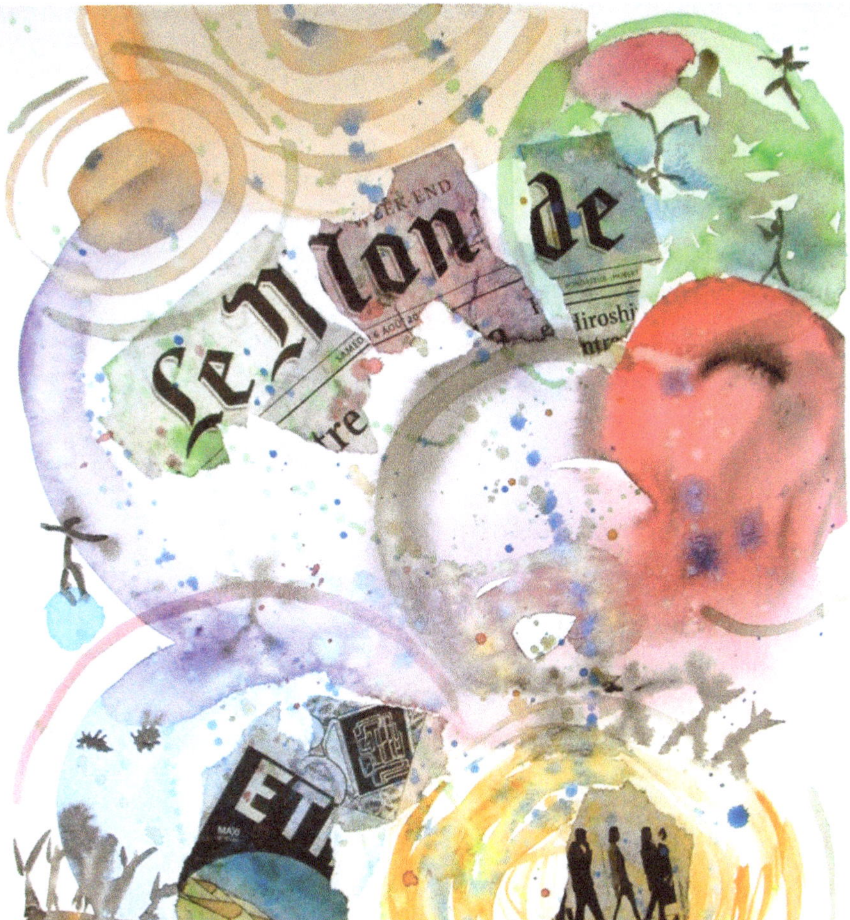
Le
Mon
de
WEEK-END
Hiroshi
tre
ET

## LE MAT

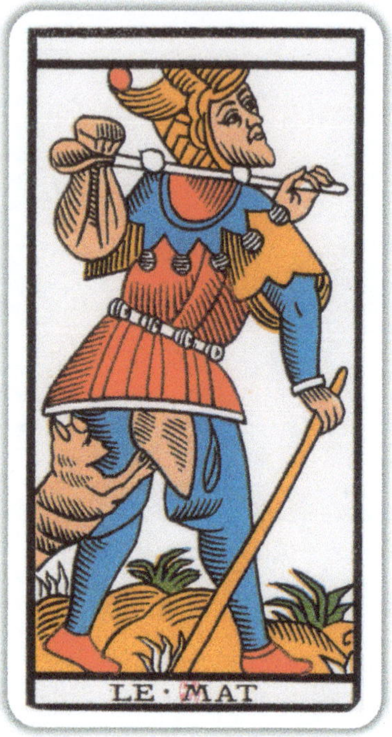


**Pas de nombre, tous les nombres, Joker, passe-droit, lâcher-prise.**

**(Chemin, destin, cohérence, sens de la vie)**

**C'est un joker,**
**Vous pouvez passer votre tour !**
**Faites tourner ! Faites passer !**
**Ne cherchez rien pour vous !**
**Laissez la place nette !**

### Parabole de Bouddha sur le radeau

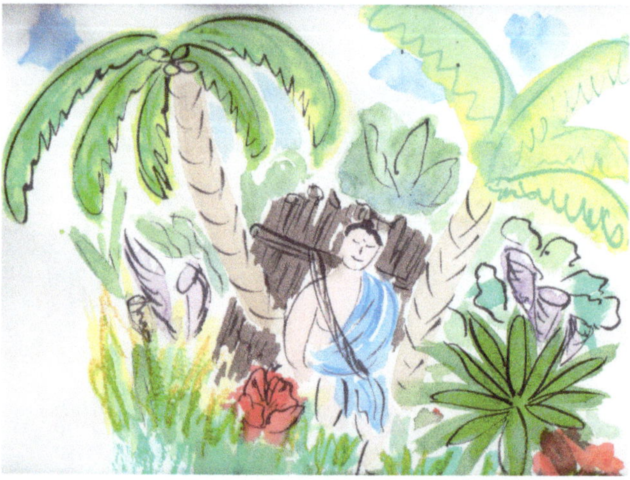

*Robinson vit sur une île déserte, aride, inhospitalière, il en a fait le tour. Il aspire à rejoindre l'immense et lointaine île voisine qui lui semble plus souriante et bien plus verdoyante. Frustration douloureuse qui un jour lui procure un éclair de génie,*

*en regardant les quelques troncs morts de l'île, il décide de se construire un radeau pour atteindre son but.*

*Quelques semaines plus tard, c'est chose faite, il effectue sa traversée et débarque sur cette île mystérieuse et attrayante. Elle lui semble paradisiaque !*

*Il en est d'autant plus reconnaissant à ce radeau qui lui a changé la vie ! Il ne veut plus s'en séparer ! Et quand il décide d'explorer les montagnes verdoyantes qu'il voit au loin, ne se rend-il pas compte que sa progression est douloureusement ralentie par le radeau qu'il avait pris grand soin d'amarrer sur son dos ?*

*« Ne vous attachez à aucune chose, pas même à cet enseignement. Il est comme un radeau pour traverser la rivière. Dans la forêt, il vous freinera. »*

Sâkyamuni

*« Tout est dans tout. » Toute grille de lecture est valable à un temps donné et à un espace donné, toute grille peut nous mener à la réponse qui nous attend, tout support peut être bon.*

*Comprendre ça, serait en finir avec les querelles d'écoles, chacun arrêtant de s'agripper à la grille de lecture qui lui a permis de trouver sa réponse.*

## Histoire italienne

*Un cavalier ne sachant pas faire de cheval, passe au galop à travers champs.*

*Un paysan lui demande où il va et l'autre lui crie dans sa course :*

*— Demandez donc au cheval !*

- **Quelle énergie vous anime ?**
- **Qu'est-ce qui vous pousse ? Et vers où vous mènent vos pas ? Quel est votre chemin ? Aimez-vous la marche ?**
- **Aimez-vous les imprévus ?**
- **De quel type de sécurité n'avez-vous plus besoin ?**
- **Que pouvez-vous encore lâcher ?**

# Chapitre IV

# AGIR... JOUER

*« L'enfant qui joue dépense dans son jeu bien plus de lumière que les saints dans leurs prières ou que les anges dans leurs chants ».*
Christian Bobin

## Les Actes Psychomagiques

(Un jeu pour lequel il faut être accompagné par quelqu'un de compétent.)

*« Être amoureux est un état, aimer est un acte » .*
Denis de Rougemont

*« Pour déjouer la flèche d'une croyance, il faut bien sûr d'abord la débusquer, puis lui tordre le cou gentiment ou lui fabriquer un leurre. »*

Une bonne raison pour laquelle je tiens à dire un mot sur les actes psycho-magiques, c'est que leur pratique m'a ouvert au dialogue avec l'inconscient et m'a donné les outils pour avancer dans les constellations.

L'acte psychomagique est une découverte d'Alexandro Jodorowsky. C'est le résultat de différentes influences : vision créatrice de l'artiste sur le monde, relation avec des « guérisseurs » et travail sur l'arbre généalogique.

L'acte psychomagique vient créer une expérience concrète et décisive qui fait que l'on ne peut plus être le ou la même après. Nous avons tous connu ce genre d'expérience, une fois dans notre vie, comme une **borne** temporelle, il y a un avant et un après ; après, nous sommes différents...

L'acte psychomagique parle directement à l'inconscient, dans son langage, le langage métaphorique ; fonction que remplissaient nos anciens rituels de guérison[1]. En mettant en scène ces actes symboliques, notre quotidien se transforme.

Alexandro Jodorowsky utilise d'ailleurs la métaphore suivante pour expliquer la découverte des premiers actes psychomagiques :

Nous trouvons dans l'arbre des endroits traumatisés, non digérés, qui cherchent indéfiniment à se soulager. De ces endroits sont lancés des flèches vers les générations futures. Ce qui n'a pas pu être résolu devra être répété et atteindre quelqu'un d'autre, une cible située une ou plusieurs générations plus loin.

Certaines flèches sont lancées vers vous, ce qui n'est pas folichon, vous en conviendrez. Surtout que l'inconscient est réputé tenace. C'est une flèche à tête chercheuse. Bien sûr, nous pouvons parfois la dévier, sans forcément l'arrêter.

Par exemple : *un fantasme très fréquent dans notre société de culture judéo-chrétienne est celui du « sauveur », c'est l'« enfant parfait ». Ce fantasme peut programmer une flèche pour que l'aîné, qui s'appelle alors Christian, Christine, Emmanuel, etc., ait un accident et disparaisse à l'âge christique de trente-trois ans ! Une manière de l'éviter pourrait être de faire un enfant, car une loi de l'inconscient dit que face à un enfant, notre responsabilité nous interdit de l'abandonner (et mourir, c'est abandonner !). Cela peut donner un arbre généalogique où chaque génération fait un premier enfant au même âge : à l'approche du danger, on refile la patate chaude au suivant !*

*La flèche est déviée mais pas arrêtée.*

1. Pour plus de détails voir annexe III.

L'idée lumineuse qu'a eu Alexandro Jodorowsky a été de créer **un leurre** pour cette flèche. Plutôt que de chercher à l'éviter, pourquoi ne pas lui fabriquer une fausse cible ? Pour l'inconscient le symbole est réalité, laissons donc la flèche se planter une fois pour toutes dans une cible symbolique. C'est une manière pratique et harmonieuse de résoudre enfin ce qui cherche à l'être depuis des générations.

*Dans l'exemple précédent la flèche a pour cible la mort à un certain âge, il suffirait donc de créer un rituel de mort symbolique à cet âge pour que l'inconscient collectif soit satisfait.*

Bien sûr, jouer à ce jeu symbolique demande une analyse claire de la flèche, quelle qu'elle soit, ainsi qu'une grande connaissance du monde symbolique[2].

Les difficultés de guérison viennent du fait que nous sommes figés, bloqués, sur les conditions dans lesquelles le traumatisme est arrivé. Notre inconscient veut retrouver la guérison dans les **mêmes** conditions[3], c'est pourquoi il répète l'histoire dans l'espoir de revivre ce qu'il aurait dû vivre « à ce moment-là ». Je sais intellectuellement que c'est impossible, mais l'enfant en moi le désire quand même, alors acceptons et offrons lui une résolution dans les **mêmes** conditions, mais **symboliquement**, et **cela** est **toujours possible !**

Symboliquement, il est possible de parler à un mort, de mourir, de renaître, d'être reconnu, de reconnaître, ceci à l'infini... Là, l'imagination est au pouvoir !

Et surtout cela fonctionne ! Quand les ingrédients justes sont trouvés, les actes ritualisés sont de puissants outils de changement et de guérison.

> *« Pour adoucir les cailloux du chemin, plutôt que de tapisser toute la route de cuir, un petit bout de cuir à la dimension de nos pieds suffit. »*
>
> Proverbe tibétain

Un acte psychomagique est donc un rituel qui peut aller de fabriquer un objet incongru, manger des lettres, porter des « déguise-

2. Alexandro Jodorowsky a d'ailleurs étudié des rituels de nombreuses régions du monde, et exploré ces univers non rationnels.

3. Voir l'histoire de la boulangerie (carte la Papesse), p.103

ments », jusqu'à se faire enterrer, sauter en parachute, aller déposer un objet à l'autre bout du monde. La palette des possibilités est large. Cela peut être une chose apparemment anodine ou au contraire « politiquement très incorrecte » avec des éléments comme le sang, le sperme, l'urine ou les fèces. Chaque détail y est construit sur mesure, sur un mode poétique, onirique ou choquant, en tout cas celui qui parle à l'inconscient. Tous les objets, les éléments qui composent ce rituel deviennent « magiques », car chargés de significations pour l'inconscient.

Chaque acte correspond, pour la personne qui le reçoit, à son histoire, il n'est donc pas reproductible en série pour d'autres personnes. Il s'agit de tout sauf de « recette », c'est pourquoi il demande une grande expérience de la part du prescripteur. Il est toujours frappant de voir comment réagit le corps à l'écoute d'une prescription d'acte, les yeux se mettent à briller, la personne « sait », « sent », que c'est ce qu'il lui faut. C'est une manière élégante et courageuse de reprendre « la main » sur son destin, **d'agir** sur ce destin, tel le héros mythologique, qui par la ruse, obtient des dieux ce qu'ils lui refusaient au départ.

*La symbolique y est reine, comme par exemple, pour partager un secret, de l'enregistrer sur une bande magnétique et de se servir de cette bande pour la faire flotter dans le vent et l'offrir comme ficelle enrobant un cadeau, ou par exemple, de porter des boules chinoises dans son slip pour ensuite les faire reconnaître. Ces choses peuvent choquer un esprit rationnel, mais leur pouvoir de transformation est indéniable.*

## TÉMOIGNAGE

### *Histoire d'un acte très « doux »*<br>*Le pommier d'amour !*

*C'est l'histoire d'un acte « psychomagique », mais d'abord d'une lettre, lettre à des parents qui ont été si loin de ma chair et de mon cœur. J'ai écrit cette lettre au début d'une thérapie, un jour ou je contactais en moi cette colère si difficile à exprimer, confinée, même verrouillée ; j'étais comme une cocotte-minute dont la soupape cherche à exploser !*

*Mots couchés sur le papier : expression de moi, mais pas complètement libérateurs. Cette lettre avait des destinataires et devait donc continuer sa mission. D'où cet acte élaboré avec Éric : un jour d'été, sur les coups de l'angélus, j'arrive dans le cimetière où sont enterrés mes parents. J'ai sculpté dans le bois du berceau de mon enfance une petite statue représentant ce qu'ils attendaient de moi et qui m'a tant pesé. Je vais la leur rendre. Décidée, le cœur serré, debout devant leur tombe, déguisée en petite fille, je fais la lecture de cette lettre à haute voix. Émotion, larmes. C'est le moment ou jamais pour aller vers une réparation ou tout au moins essayer de remettre un maillon à cette chaîne familiale que j'ai tronquée... honte, et prémices d'une future rencontre plus apaisée malgré la difficulté.*

*Mots, pleurs, c'est dur mais ma voix ne s'étouffe pas et je continue à livrer tous mes ressentis, tous ces mots écrits sur ces pages blanches.*

*J'ai restitué à mes parents, qui ne sont plus, ce qui leur appartenait, ces dépôts que je gardais en moi, inavouables jusqu'à ce jour, avouables maintenant, en ces instants.*

*L'étape suivante consistait à brûler cette lettre sur la tombe et répartir les cendres sur la pierre tombale, dans les moindres interstices comme pour les rejoindre dans cette terre. Tout retourne à l'état de cendre ! Restitution d'un non-dit étouffant et paralysant. Ensuite, après ces actes, je finis par quelque chose de plus doux. Je ré-harmonise, je redonne de la douceur à cette relation-là. J'étale du miel sur chacune des lettres écrites sur cette tombe : nom, prénom, date de naissance, de mort, comme une réconciliation et une reconnaissance de qui ils ont été, et de qui je suis issue. Je m'apaise. Il ne me reste plus qu'à fleurir cette tombe. Le matin même j'avais décidé d'acheter un petit rosier (mes parents aimaient les roses), il en fut autrement, je me suis laissée guider car je devais prendre la première plante sur laquelle mon regard s'arrêterait, ce fut un joli petit pommier d'amour et cela me semblait plus juste. Posé dans le pot en zinc où j'avais brûlé ma lettre, je le dépose au pied de la tombe. J'arrive au terme de cet acte, je suis fière de moi, malgré la difficulté tout m'a semblé plus facile que prévu, je m'étais préparée et j'étais prête ce jour-là.*

Fin du premier acte.

*Cet acte m'a demandé un an de gestation, problème géographique et de disponibilité. Au terme de cet acte, un morceau de puzzle dans la reconstruction de mon arbre s'est mis en place, me permettant d'avancer dans l'acceptation de ces liens qui sont les miens. Ce fut par moments impensable à réaliser, en plein cœur d'un petit village où je peux être aperçue, reconnue... J'ai laissé le temps au temps, et la préparation s'est mise en place en moi de façon logique, sans soucis majeurs, comme dictée et accompagnée : ne pas avoir peur et sentir que c'est juste.*

*Au terme de mes vacances dans cette région, quinze jours après, je retournai au cimetière avec ma famille (mon mari et mes enfants). Quelle ne fut pas ma surprise ! Un deuxième pommier d'amour fleurissait la tombe. Coïncidence ?*

*Je sus quelques temps plus tard que c'était ma marraine qui avait déposé le second... et qu'elle avait pris soin du mien !*

*J'ai plaisir à revoir ces deux pommiers d'amour, un an après sur la tombe de mes parents.*

Fin de l'acte 2.

*NB : Cet acte a été élaboré avec Éric en fonction de mon histoire, il m'est personnel... Il ne peut donc en aucun cas être attribué à quelqu'un d'autre.*

# La conscience ludique (le jeu de la conscience)

Les actes psychomagiques comme les constellations sont des jeux avec un formidable engagement. Ce mélange d'engagement et de distanciation les différencie des jeux enfantins. Tout bon joueur vous dira que l'important n'est pas d'avoir un bon jeu, mais d'entrer dans le plaisir de bien jouer avec le jeu qu'on a. C'est le jeu qui nous permet de décloisonner, de prendre du recul, de remettre du mouvement partout où cela est nécessaire pour que la ou les solutions qui nous attendent patiemment puissent nous apparaître.

**Jouer** = Plaisir de danser avec l'imprévisible.
= Tentative d'apprivoiser le hasard.

Pour l'enfant agir et jouer sont étroitement liés[4].

Dans son évolution, l'enfant joue d'abord avec son corps, pour apprendre son corps, puis le jeune joue avec son esprit pour appréhender le monde, puis l'adulte joue ensuite avec l'environnement matériel et aussi, espérons le, avec le collectif, le « champ », pour agir avec l'univers.

L'étincelle vient de deux silex qui s'opposent, l'électricité naît de la tension entre un pôle « plus » et un pôle « moins ». Le jeu naît de la tension entre deux « points de vue » opposés, **comme réel et virtuel**.

Danser entre rationnel et irrationnel.

Avoir conscience de plusieurs « angles de vue » dans une même situation est déjà ludique. Accepter la balance, envisager deux

4. Dans une société qui a pris comme valeur (qui court après ?) une illusion de jeunesse éternelle, on ferait bien de se poser cette question : qu'est-ce qui fait qu'on est vieux ? À quoi reconnaît-on un vieux ? En surface aux rides, mais plus profondément, comment peut-on savoir qu'on est vieux ? C'est quand on ne sait plus jouer avec les enfants ! Celui qui s'ennuie avec les enfants est déjà mort, qu'il se soit fait lisser le visage et prenne des hormones n'y changera rien. La vieillesse n'est pas une question d'âge, il n'y a pas d'âge pour jouer avec les enfants. On notera que c'est le Jeu qui définit la jeunesse. Tant qu'on a l'énergie de jouer sa vie, on reste jeune.

extrêmes en même temps, englober dans un même champ plusieurs pôles qui habituellement se repoussent, de là naissent les plus grandes découvertes, les intuitions et les éclairs de génie. (la conscience ludique !)

## Le jeu conscient[5]

— *Pan ! t'es mort !*

— *Non, on dirait que tu m'aurais raté !*

C'est un jeu de petit enfant qui y croit tellement qu'il finit par oublier que c'est lui-même qui a défini les règles du Je.

Nous les adultes, sommes-nous si éloignés de ça ?

Jouer « sa vie » ?

Chaque seconde ?

Un jeu où l'on engage sa vie.

Une vie où l'on s'engage à jouer.

À une époque où le virtuel envahit nos vies, où il règne de plus en plus sur notre psyché, où des enfants tuent, violent ou sautent par la fenêtre comme s'il s'agissait d'un jeu, en référence à des images vidéo. Des adultes jouent très sérieusement à brasser de l'argent virtuel sur des écrans comme nous jouons au *Monopoly*, l'employé en bout de chaîne dont le sort réel dépend de ce jeu, n'étant considéré que comme une abstraction.... À une telle époque, est-il vraiment raisonnable de faire l'apologie du jeu ?

Oui ! Car si cela se passe ainsi, c'est qu'un besoin réel et profondément joyeux du jeu existe, ce qui explique sa force même quand il est dévoyé. C'est l'enfant vivant en nous qui réagit. « Jouer c'est être vivant ! ». Il s'agit donc de réhabiliter le jeu, lui rendre ses lettres de noblesse[6], autres que mercantiles et télévisuelles. Trouver le

5. Ce n'est pas un jeu de hasard, nous avons vu qu'il n'existe pas dans le sens où nous l'entendons communément, c'est un jeu de *saute-croyances*.

6. Quasiment toutes les thérapies de groupe sont des sortes de thérapies par le jeu, d'une manière ou d'une autre.

juste milieu entre le jeu sans conscience et la conscience sans le jeu ; c'est le jeu conscient !

## LE JEU DE L'UNIVERS : SYNCHRONICITÉ

*Enfermés dans la cage sombre et exiguë*
*Que nous nous sommes fabriquée*
*Et que nous prenons pour la totalité de l'univers,*
*Rares sont ceux d'entre nous qui*
*Peuvent seulement imaginer*
*Qu'il existe une autre dimension de la réalité.*

Sogyal Rinpotché

*« Ceux qui dansent sont pris pour des fous par ceux qui n'entendent pas la musique. ».*

Combien de fois ai-je été surpris d'apprendre qu'après une séance, « un tel » reçoit un coup de fil de son frère disparu depuis des années, ou « une telle » rencontre l'homme qu'elle recherchait depuis longtemps, ou encore « une autre » apprend qu'une partie de sa famille qui l'avait chassée, lui demande pardon et veut la revoir... C'est l'interdépendance de l'arbre généalogique, *des* arbres, il suffit qu'une branche pousse pour que tout l'arbre en profite, que le fruit que nous sommes soit bon pour que l'arbre entier soit embelli.

Nous vivons dans un monde métaphorique, chacun le sien, nous vivons dans un envoûtement, chacun le sien, alors que la réalité est si vaste, nous n'en percevons que des bribes...

*« Libéré de la rigidité des concepts,*
*le monde devient transparent*
*Et s'illumine, comme éclairé de l'intérieur !*
*Lorsque nous comprenons cela,*
*L'interdépendance de tout ce qui vit devient une évidence.*

*Nous voyons que rien n'est figé ou séparé du reste,*
*et que nous sommes en osmose intime*
*avec la substance même de la vie.*
*De ce sentiment de lien*
*surgissent l'amour et la compassion.* »

Sharon Salsberg

Ces surprises ne sont pas des moments exceptionnels, mais plutôt des moments où nous sommes capables et en état d'ouverture pour le recevoir ou tout simplement le voir. Cela existe sans arrêt, à notre insu ou pas.

Quelque chose s'approche de nous jusqu'à ce qu'on l'entende. Nous croyons qu'il faut chercher, mais il suffit de se laisser trouver.

C'est ce que nous appelons synchronicité, l'univers résonne, reflète, réagit à tout changement de votre part, même minime. Cette notion de synchronicité est l'équivalent de la notion orientale de « tout est un » ; c'est savoir que les choses ne sont pas vraiment séparées et que l'information circule instantanément d'un bout à l'autre du système[7].

7. Pour plus de détails, voir Annexe I.

# Le je collectif

Mais qu'est-ce qu'une existence, une seule existence, par exemple *la vôtre* ?

Une existence isolée n'a aucun sens, une vie humaine se définit forcement par une relation à l'autre, par rapport à l'autre, la famille, la société, l'environnement[8]. Une vie unique, isolée, est une abstraction, ça n'existe pas. Une vie individuelle est un tissage à mailles très serrées de plusieurs autres vies. Le résultat, tissu unique, est un entrelacs d'une infinité de petits bouts colorés, petits bouts empruntés, mis en commun avec d'autres vies. La vie est faite de liens, chercher à isoler un élément comme s'il était autonome, c'est la démarche scientifique, utile si l'on n'oublie pas qu'il s'agit d'une abstraction[9].

Nous n'existons pas seul. C'est impossible. **Une vie c'est du lien**. Et ce lien s'inscrit forcement dans le temps, il évolue dans des cycles, dans une **généalogie** par exemple.

Pour l'inconscient, aussi, la solitude n'existe pas, il intègre le fait d'être relié, de manière plus ou moins heureuse, à une foule d'êtres et de symboles.

Ce sont ces liens que prend en charge la constellation, ces liens qui forment une structure, la nôtre, la structure psychique de nos vies.

C'est de cette toile, de ce « maillage », qu'est constituée la constellation.

***La constellation familiale est un je collectif.***

8. Il est vraiment exceptionnel de grandir seul sur une île déserte ou au fond d'une jungle, et vu que vous tenez ce livre entre vos mains ce n'est pas votre cas. Et de toute façon même « l'enfant sauvage » s'est construit une vie en rapport avec les animaux qu'il « fréquentait ».

9. Le parallèle est plus évident au niveau des thérapies corporelles : plus grand monde n'ose considérer son corps comme des organes séparés et sans relations, ni soigner une partie sans considérer le tout : Méthode Mézières, Ostéopathie, Acupuncture, etc.

# En guise de conclusion

Quels individus sommes-nous en dehors de notre HISTOIRE, des évènements qui font et défont notre identité, nos croyances ? Y a-t-il quelqu'un là-dedans, qui habite dans cette histoire, ou n'y a-t-il qu'un flux illimité de pensées et d'émotions ?

Et chacun dans notre histoire, ce que nous partageons avec ce monde, ce sont aussi les souffrances non résolues de ces histoires, et leur cortège de croyances associées...

Cette souffrance est partout, il suffit d'ouvrir les yeux  :tant de monde souffre, même ceux qui rient bien fort. Et la pire des souffrances est bien celle que nous méconnaissons, que nous nions, celle que nous ne transformons pas, celle avec laquelle nous cohabitons sans cesse. Nous ne la sentons plus, elle nous ronge tranquillement et nous empêche de communiquer correctement avec le monde (c'est-à-dire dans la joie). Alors personne ne voit vraiment l'autre, parasité par sa propre souffrance.

Regardez-vous quand vous avez une douleur quelque part, mal de dent, rhumatisme, la difficulté que vous avez à être entièrement disponible au monde, la souffrance parasite cette ouverture, elle a plutôt tendance à vous renfermer.

La souffrance non transformée fausse notre rapport au monde.

Alors, **même si vous vous en accommodez**, c'est cette souffrance qui fait tourner le monde de travers, et votre premier devoir de citoyen du monde est d'être assez « égoïste » pour affronter cette souffrance...

Être heureux, voilà **déjà** ce que vous avez à apporter au monde...

*« On n'a qu'une vie, et on l'écrit en la vivant. Les ratures sont nos blessures, mais tout est gardé. Peut-être qu'en mourant on emporte notre manuscrit avec nous, avec ses obscénités ou ses splendeurs, ses fautes d'orthographe et sa calligraphie incertaine...*

*Quand c'est très bien écrit, alors hosanna ! Parfois même les ratures sont belles comme des enluminures. Certaines souffrances sont belles comme des œuvres d'art. L'idéal serait de vivre comme Bach écrivait ses partitions. »*

Christian Bobin

Alors misez l'amour et en avant, jouez comme si vous étiez le premier enfant de la création, et n'oubliez pas d'être têtus, courageux, innocents et prêts à tout...

*« Aime et fais ce qu'il te plaît »..*

Saint Augustin

« Je veux jouer, je veux jouer avec vous, COMMENT est-ce qu'on joue ? »

# Annexe I

*Annexe gracieusement écrite par Monsieur **René Lenoir**, ancien directeur de l'ENA.*

Dès 1905, le Danois Niels Bohr pose les bases de la mécanique quantique. En 1925, l'Allemand Werner Heisenberg énonce le principe d'incertitude : ou bien l'électron est un objet matériel et sa position future relève d'un calcul de probabilité ; ou bien il se résout par une onde abstraite, et sa position peut être déterminée comme pour une onde optique ordinaire. Il faut choisir entre une conception matérialiste et une conception déterministe du monde.

Jusque là, Einstein approuve la démarche de la mécanique quantique. Mais il ne se résout pas à en accepter les conséquences ultimes. En 1935, il élabore avec deux autres physiciens, Podolsky et Roser, le paradoxe EPR (initiales de leurs noms).

Si la mécanique quantique dit vrai, deux photons qui se heurtent, se séparent et s'éloignent chacun à la vitesse de 300 000 km par seconde, donc au total à 600 000 km/seconde, doivent rester liés entre eux : toute influence sur l'un doit se répercuter instantanément sur l'autre. Or, dans notre univers, aucun signal ne peut excéder la vitesse de la lumière (300 000 km/seconde).

Dès 1938, le physicien David Bohn élabore le protocole expérimental permettant de tester le paradoxe EPR. Mais la technique de l'époque ne permet pas de photographier au milliardième de seconde. L'expérience a lieu seulement en 1982 au laboratoire d'optique d'Orsay du professeur Aspect. La communauté scientifique retient son souffle. On fait se rencontrer et diverger deux photons ; on inverse le spin (sens de rotation) de l'un, et le spin de l'autre s'inverse aussitôt. On peut alors énoncer le principe de non-séparabilité.

Les conséquences scientifiques et philosophiques sont immenses. Il s'agit en effet d'une révolution copernicienne, plus importante que celle de la relativité. Elle révèle en effet le substrat primordial du monde : il n'est pas constitué d'objets, aussi petits soient-ils, ni même d'espace, mais de « champs relationnels en perpétuelle mouvance » (David Bohn). Le physicien Bernard d'Espagnat utilise l'expression de « réel voilé ». Dans ce réel primaire, l'espace et le temps n'ont pas cours. Notre réel secondaire est un sous-produit du réel primaire ; il n'est pas une illusion, mais il a le même niveau de réalité que l'image par rapport à l'objet filmé ; ce qui renvoie à l'histoire de la caverne de Platon.

Les particules élémentaires constituent une sorte d'interface entre les deux univers. Il est probable que le voyant transcende l'espace et le temps grâce à l'univers primordial. David Bohn avance ceci : « L'ordre impliqué (le réel voilé) de l'univers est sans doute ce qui touche notre conscience en premier, car elle-même semble fondamentalement appartenir à cet ordre. Pourtant, notre intelligence sensorielle s'interpose aussitôt entre le réel primaire et nous, pour nous le rendre différencié, mais aussi, du même coup, étranger. Terrible illusion du bon sens commun. »

# Annexe II

Mon entraînement en énergétique consistait à sentir les points d'acupuncture sur le corps (le mien ou celui de l'autre). Il fallait sentir une chose aussi abstraite au départ que les endroits de blocage de l'énergie et ses trajets à la surface du corps...

Je me suis servi de cet entraînement en le déplaçant du corps vers un **ensemble** de corps. Donc, de la même manière, je me suis entraîné à sentir les unissons, les nœuds, les courants et les blocages dans des groupes et des foules très diverses. J'y ai ajouté aussi de sentir à quel niveau des « quatre étages » le courant « passait » *(un groupe de musiciens travaille au niveau du « bâton »-libido, un groupe de chercheurs vibre au niveau de « l'épée »-intellect, etc.).*

J'ai ainsi expérimenté plusieurs systèmes, en me postant dans des lieux aussi différents que le métro, les salles de concerts, les réunions publiques, grandes et petites, etc., c'était étrange et passionnant !

J'ai pu améliorer ce ressenti, celui qui permet de sentir des courants qui traversent et qui relient les êtres humains, leur intensité et leurs endroits de blocages.

La démarche et le ressenti sont au fond les mêmes qu'en acupuncture.

En acupuncture, quelques principes originaux se démarquent de ceux de la médecine occidentale. Ces principes m'ont permis d'avancer en les appliquant aux constellations :

- **le contexte est prépondérant** : une chose et son contraire peuvent coexister, cela dépend seulement du contexte, du « par rapport à quoi ? ». On doit donc faire attention à tout moment à la grille de lecture, et surtout à travers quelles références on juge et observe un objet *(par exemple, le cœur est un organe*

*Yin dans la loge énergétique feu dont il fait partie et par contre Yang comparé aux autres organes des autres loges énergétiques)*,

- **l'interconnexion** de tous les éléments du système. (Par exemple, un rein faible va déséquilibrer tous les autres organes),
- Les différentes formes que peuvent prendre un même déséquilibre **dépendent du niveau** de l'étage, à travers lequel il choisit de s'exprimer. *(Par exemple, un déséquilibre de vésicule biliaire peut aussi bien se manifester par une certaine façon de marcher, des maux de tête ou par une difficulté à prendre des décisions : niveaux comportemental, physique et psychologique d'un même déséquilibre)*,
- **la remontée dans le temps d'un traitement.** Le traitement en acupuncture comme en homéopathie, consiste à remonter le temps de symptôme en symptôme plus ancien dans l'histoire du patient. Jusqu'à retrouver et traiter les symptômes « primaires » qui sont les premiers signes du déséquilibre dans l'histoire du patient, le vrai point de départ,
- En constellation aussi il s'agit souvent de remonter le temps à partir d'une manifestation corporelle forte, vers l'émotion qui a précédé historiquement cette somatisation, puis vers la souffrance qui a créé cette émotion, ensuite vers le besoin fondamental qui a été bloqué et a généré cette souffrance. Ce besoin fondamental est le « primaire » qu'il faut réparer. Ces besoins primaires correspondent à des « mouvements » vers le père ou la mère. **Ces premiers mouvements, archaïques, d'aller vers et d'accueillir, s'ils sont bloqués, se répercuteront de manière pathologique sur la suite, sur une partie de l'histoire de la personne.**

Et enfin, légèrement plus technique,
quelques parallèles entre énergétique et constellation :

| Acupuncture | Constellation |
| --- | --- |
| Circulation/Blocage sur un Méridien d'acupuncture (trajet d'énergie, spatial) | Circulation/Blocage sur un Lien relationnel (trajet d'amour, temporel) |

## Techniques

### Technique de la Piqûre à l'opposé

En acupuncture c'est aller débloquer à l'opposé du nœud *(douleur à l'œil droit, piquer pied gauche).*

En constellation, l'opposé du lieu où le lien d'amour est bloqué est souvent une ressource à utiliser.

### La loi Époux-Épouse

En acupuncture les organes sont couplés Gauche/Droite, pour aider l'un, on soutient l'autre.

En constellation, les deux côtés (paternel et maternel) de l'arbre sont complémentaires. Un problème dans une branche peut résonner en miroir avec une autre branche, ou plutôt interagir comme deux pièces de puzzle qui s'emboîtent.

### Les Méridiens distincts

En acupuncture, ce sont des méridiens gérant le somato-émotionnel, ils passent tous par le cœur.

En constellation, ils sont une image précise et directe d'un travail sur les grands-parents.

### Les Méridiens curieux ou merveilleux vaisseaux

En acupuncture, ils forment la structure du fœtus.

En constellation, spécificité du travail sur la genèse, la naissance, l'identité profonde.

### Points de circulations, de déblocage

En acupuncture, c'est le deuxième point distal du méridien.

En constellation, quand se forme une ligne relationnelle entre plusieurs personnages, une place pour faire circuler et débloquer cette ligne se trouve à l'une de ses extrémités, en deuxième place.

# Annexe IV

Un peu de sociologie... Fragments d'analyse de la sorcellerie.

## Chamans, Sorciers et Actes psychomagiques

Il semble exister des lois profondes de l'inconscient.

*(Ex : Nous ne sommes jamais seul, et la continuation infinie de la vie transcende le salut personnel.)*

Pour l'inconscient, si tout est en ordre, la vie est éternelle. Dans ce paradigme, donc, l'origine de la maladie et de la mort (le désordre) ne peut être qu'extérieur à lui. Ce qui explique que les druides (et consorts) avaient une représentation symbolique de l'origine des maladies venant toujours de l'extérieur.

Les médecines anciennes étaient des médecines de l'inconscient. Les principes de guérison nous viennent de la nuit des temps et peuvent souvent se résumer à « donner du sens ».

Pour les guérisons par des actes, nos ancêtres utilisaient soit une expérience unique « traumatique » (guérisseur philippin), soit la répétition d'une même chose symbolique jusqu'à ce que le symbole s'éclaire dans la psyché du patient (rituel indien Navajo).

Nous trouvons deux grandes lignes dans la guérison psychique de nos ancêtres : la confession et la suggestion.

**La confession** : évacuer, sortir son diable, travail sur le non-dit, et souvent en corollaire ramener le malade à son origine.

Le retour aux origines est un travail dans le temps. Dans toutes les cultures, nous trouvons un mythe des origines ; le retour à la source par des rituels fait que la vie n'est pas réparée mais *recréée* par le retour aux sources du monde du patient. C'est la confession qui permet de retourner à la source première.

**La suggestion** ou transfert. Projection.

Bien avant la psychanalyse, le transfert était possible sur les héros magiques de nombreux mythes du monde. De ces personnages mythologiques, leur puissance naturelle a été transférée sur le guérisseur, puis ensuite, avec le temps, a été transférée sur des objets symboliques, de guérison, rendant de plus en plus accessibles et proches ces projections.

Il s'agissait entre autre de faire passer la conscience du patient dans un plan supérieur, pour le connecter avec une autre énergie, celle du symbole.

*Il faut trouver la solution dans un autre plan que celui du problème (Le Papillon Noir[1]).*

Les actes psychomagiques s'appuient sur la puissance des actes des « sorciers ». **L'inconscient est capable de nous guérir**, les sorciers sont capables de parler à l'inconscient à travers des actes symboliques. En étudiant ces rituels, tant dénigrés par notre médecine toute fraîche, nous pouvons retrouver les leviers et les structures qui peuvent nous aider à agir sur l'inconscient.

Si nous analysons les « sorcelleries » du monde entier, nous trouvons sociologiquement une constante de cinq **explications sur l'origine de la maladie** débouchant sur des pratiques de guérison (qui pourront nous permettre de créer à notre tour des « actes psychomagiques » adaptés à l'homme du XX$^{e}$ siècle) :

- intrusion d'un objet (os, poil, cheveu, écharde, asticot, etc.). La maladie est localisée près de l'endroit de l'intrusion. Cette représentation symbolique de l'origine de la maladie est en rapport avec l'INCESTE (pénétration). On le soignait par des massages, des saignées, des aspirations à l'aide d'un tube par la bouche. Il s'agissait de sortir un objet symbolisé et de le jeter. Acte suivi d'une purification,
- intrusion d'un esprit : possession (esprit d'un mort, d'un animal, d'une entité, d'un arbre, d'un lieu, d'une rivière, etc.). Cette représentation est en rapport avec l'HYSTÉRIE et l'impression d'être habité par un fantôme, en psychogénéalogie. La pratique de guérison était l'exorcisme et consistait généralement à déplacer cet esprit sur un animal, sur une pierre, sur une plante, ou de lui rendre sa place dans le monde des esprits.

1. Richard Moss, *Le papillon Noir*, Éd. J'ai Lu.

L'esprit est délocalisé. Encore une fois, nécessité de purification. (Béni quatre fois),

- la sorcellerie, magie noire, mauvais œil (le sorcier utilise poupées, rognures d'ongles, poils, excréments, habits, objets personnels...). Le rôle social de la croyance en la sorcellerie était celui du bouc émissaire pour le contrôle de l'agressivité communautaire, qui se déchargeait sur une nouvelle victime qui représentait le mal. Cette représentation est en rapport avec la PARANOÏA. La pratique de guérison consistait en une bataille (à l'image de Dieu et du Diable) entre le guérisseur et le sorcier, en une bataille symbolique pleine de dangers, la plupart du temps afin de renvoyer le mal sur celui qui l'a envoyé,
- perte de l'âme. L'âme part pendant le sommeil et donne une perte de vitalité, une dissolution de la personnalité. L'origine en est souvent une frayeur (enfant) qui correspond à la DÉPRESSION. Le traitement consistait à laisser le guérisseur partir dans des régions inconnues pour la récupérer (sauver l'âme prisonnière d'un autre monde, volée par des êtres surnaturels). Souvent le guérisseur la réintègre par le sommet du crâne,
- rites non respectés (alimentation, règles sociales, tabous en tout genre). Cette représentation correspond à la CULPABILITÉ et à l'ABANDON. La pratique de guérison : confession, expiation, purification. L'idée étant de rétablir l'équilibre rompu à l'aide d'une cérémonie pour obtenir le pardon de la ou des divinités.

Cette classification, grossièrement résumée pour les besoins de l'exposé, nous permet d'entrevoir la richesse des outils de guérison de nos ancêtres et des sociétés dites « sauvages ».

Je tiens à préciser ici que mon expérience du chamanisme a radicalement changé ma conception de la guérison. Il n'y a pas de guérison profonde sans un état de transe. J'entends par transe tout état de conscience modifié.

*« Percevoir "autrement", c'est percevoir "autre chose" »*
Emmanuel Levinas

# ANNEXE V

Tableau résumé de différents « ponts » symboliques
en fonction des quatre étages.

| | **Dans l'arbre** | **Valeurs** | **Dans les contes** | **Dans le corps, dans les processus** | **Conflits** | **Savoir** |
|---|---|---|---|---|---|---|
| 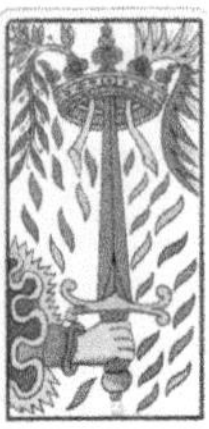 | Arrière-grands-parents | Intellect<br>Savoir | Le roi | La tête<br>La pensée | Dits/non-dits<br>Honte silence | Être |
| 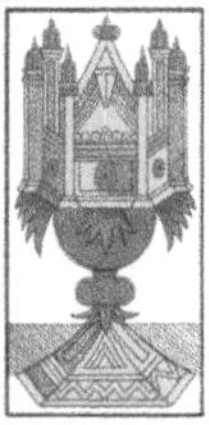 | Grands-parents | Amour<br>Valeurs du cœur<br>Courage<br>Tolérance | Le héros | Le cœur<br>Le thorax<br>Les images<br>Les symboles | Culpabilité<br>Rapport à l'échec | Aimer |
| 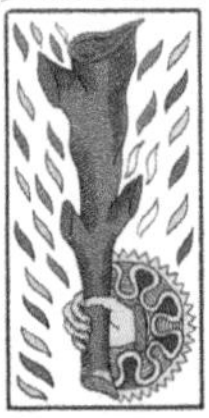 | Parents | Libido<br>Création | La fée | Le bassin<br>Le ressenti | Dépendance<br>Indépendance | Faire |
| 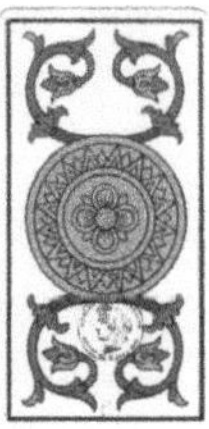 | Enfants<br>Fratrie | Santé<br>Argent<br>Profession | Les messagers<br>Les alliés | Les jambes<br>La sensation | Place | Vivre |

# ÉPILOGUE

Comme pour toute création, celle de ce livre m'a fait parcourir un joli chemin intérieur. Parti au début sur une réaction viscérale, ce livre écrit seul s'adressait aux thérapeutes et voici ce que j'écrivais :

*« Ce livre est écrit en réaction, car je vois la psychogénéalogie perdre son grain de folie, sa légèreté, devenir une grille intellectuelle de plus à se mettre sous la dent. Certains l'ont rationalisée et mise sous formules, alors qu'il s'agit de quelque chose de vivant que l'on ne peut limiter à des formules toutes faites.*

*De la même manière, les constellations, de ce que j'en ai vu récemment, s'enferment trop souvent dans une pratique dirigiste qui leur fait perdre leur sel. J'ai l'impression d'assister plus à des recettes qu'à de vrais ressentis.*

*Plusieurs choses me gênent, comme d'appeler le constellé un "client", de ne faire travailler les relations que deux par deux, d'utiliser des phrases-recettes, des codes et des attitudes plaquées, imposées par le thérapeute. Tout ça, paradoxalement pour des constellations, me paraît sans "âme" ! »*

En fait, j'ai commencé dans les délices de la découverte et l'illusion de faire quelque chose d'unique. Après avoir compris que ce que je faisais, beaucoup d'autres thérapeutes le pratiquaient, j'allais à leur rencontre... Et stupeur, ces constellations que je découvrais, je les trouvais trop solennelles, voir creuses et plates. C'était comme si j'opposais de manière très caricaturale la truculence d'un enseignement sud-américain (Alexandro Jodorowsky) à la froideur germanique des principes d'Hellinger.

Cette réaction exagérée et peu objective, après avoir fait illusion, m'a peu à peu permis de voir l'ampleur de ce qui se cachait derrière : un immense besoin de reconnaissance de mes pairs au niveau professionnel ! Pour ne pas dire un cri enfantin du genre « *et moi ! et moi ! voyez comme moi je travaille bien, voyez tous les trésors que j'ai trouvés !* ». J'y ai vu aussi plus tard des choses plus noires comme de la jalousie, de la compétition. « *Pourquoi untel est connu et pas moi qui travaille pourtant mieux que lui ?* ».

Une fois ceci apaisé j'aurais pu arrêter le livre là, ce que j'ai failli faire. Mais l'envie de partager cette belle chose, les constellations, l'envie de vous en donner l'envie, a mûri aussi. Ce qui a transformé radicalement son contenu vers un ouvrage de vulgarisation. Il ne s'adresse plus à mes pairs professionnels pour prendre une place particulière parmi eux, mais à mes frères et sœurs les humains pour partager ce qui me tient à cœur. Je suis vraiment heureux de ce chemin parcouru à travers l'écriture vers un peu plus de générosité et j'en remercie ce livre et tous ceux qui m'ont accompagné.

# Remerciements

D'abord un grand merci à tous nos ancêtres et à nos familles proches et lointaines sans lesquels nous ne profiterions pas de cette vie.

Merci à Éric, David, Chloé, Laurent, Romain, Antoine, Pierre, Thierry, Guillaume, Amandine, Bernard, Benoît, Matthieu, Marie... et tous les autres.

Encore merci à Jean-Pierre, Delphine, Luce et tous les acteurs des constellations pour leur participation.

Merci aussi à Nicholas, Martine, Marie-Claude, Brigitte, Mimed, Geneviève, Caroline, Samuel, Jonathan, Anne-Marie, Stephen, la Bertine, la crêperie de Forcalquier et les moustiques des Vannades.

Merci à toi Éric, pour ta grande confiance qui nous a permis de vivre cette belle aventure... comme un cadeau...

Con corazon pour le peuple Huichol, Ambrosio et Don Julio.

In la kesh... A la kin.

Merci à l'amour de Frédérique, Léa et Séréna sans lesquels je ne serais encore qu'un enfant. Merci à Nathalie, Régine, Damien, Ea, Ixchel, Olivier, Manu, Marion, Pierre, Raph, Évelyne, Virginie et Pascal pour leur soutien et plus encore…

Merci du fond du cœur à tous les patients qui m'ont patiemment appris mon métier. Merci à la vie, à l'union de Josette et Bernard, merci pour tout ce que nous avons et merci aussi pour tout ce que nous n'avons pas…

# Bibliographie


- Bobin, Christian – *Louise Amour* – Éd. Poche – *La part manquante* – Éd. Poche – *La lumière du monde* – Éd. Folio.
- Athias, Gérard – Dictionnaire généalogique des prénoms – Éd. Pictorus.
- Crossley, Rosemary – *Facilitating communication training, broché – Speechless : facilitating communication for people without voices, relié.*
- Del Castillo, Paola – *La symbolique des prénoms – La psychogénéalogie appliquée* – Éd. Quintessence.
- Dolto, Françoise – *Lorsque l'enfant paraît – La cause des enfants* – Éd. Seuil & Pocket.
- Fréchet, Marc – *Prévenir les conflits dans les partenariats d'innovation* – Éd. Vuibert.
- Flèche, Christian – *Mon corps pour me guérir – Décodage biologique des maladies – Le Roy se crée – L'instant de la guérison* – Éd. Souffle d'Or – *Aujourd'hui quelle aventure* – Éd. Bérangel — *Le décodage biologique* – Éd. Bernet danilo.
- Hellinger, Bert et Hovel, Ten – *Constellations familiales : comprendre les mécanismes des pathologies familiales – La maturité dans les relations humaines : liberté, sentiment d'appartenance et de liens affectifs* – Éd. Souffle d'Or.
- Jodorowsky, Alexandro – *La voie du tarot* – Éd. Albin Michel – *La danse de la réalité* – Éd. Le grand livre du mois – *Le théâtre de la guérison* – Éd. Albin Michel – *Scénarios de bandes dessinées* – Éd. Humanoïdes associés.
- Jung, Carl – *L'âme et le soi : renaissance et individuation – Psychologie de l'inconscient - L'homme à la découverte de son âme* – Éd. Albin Michel – *Métamorphose de l'âme et ses symboles* – Éd. Librairie de l'Université – *Les racines de la conscience. Études sur l'archétype* – Éd. Buchet-Chastel – *L'homme et ses symboles* – Éd. Robert Laffont.
- Moenaert, Alain – *PNL et mécanisme de défenses* – Éd. Supplément Nouvelles ressources – *Symptômes, intention positive et signification métaphorique* – Éd. Supplément Nouvelles ressources.
- Moréno, Jacob-Levy – *Psychothérapie de groupe et psychodrame* – Éd. Quadrige Poche – *Théâtre de la spontanéité* – Éd. Poche.
- Vexiau, Anne-Marguerite – *Je choisis ta main pour parler* – Éd. Robert Laffont – *Un clavier pour tout dire* – Éd. Desclée de Brouwer.
- Vialard-Hauser, Marie et Vialard, Lucile – *Tu nous a ouvert les yeux* – Éd. Terres de Braise.

# Table des matières

numérique
Impression & brochage - France
Numéro d'impression : N04875250105 - Achevé d'imprimer : février 2025
Dépôt légal : octobre 2007
IMPRIM'VERT®
PEFC
10-31-3532